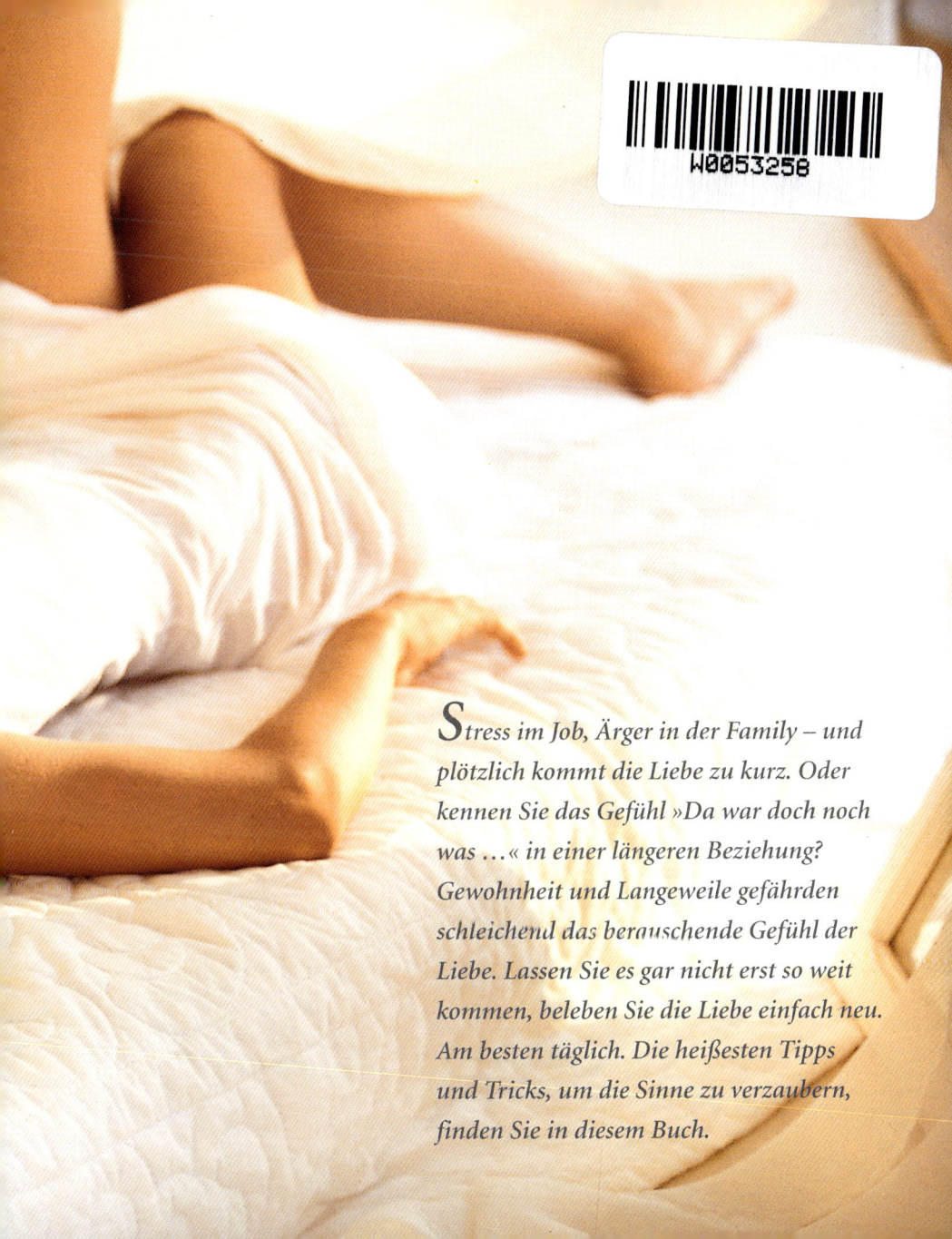

*S*tress im Job, Ärger in der Family – und
plötzlich kommt die Liebe zu kurz. Oder
kennen Sie das Gefühl »Da war doch noch
was ...« in einer längeren Beziehung?
Gewohnheit und Langeweile gefährden
schleichend das berauschende Gefühl der
Liebe. Lassen Sie es gar nicht erst so weit
kommen, beleben Sie die Liebe einfach neu.
Am besten täglich. Die heißesten Tipps
und Tricks, um die Sinne zu verzaubern,
finden Sie in diesem Buch.

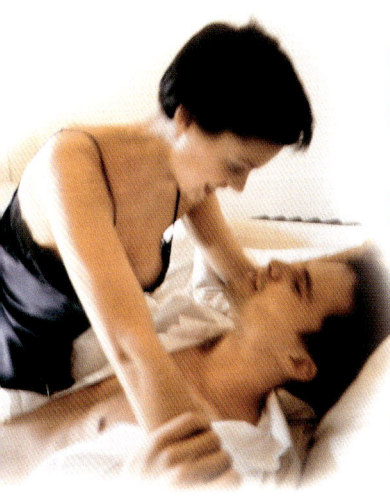

Inhalt

Kicks für die Liebe

Kleine Verführer

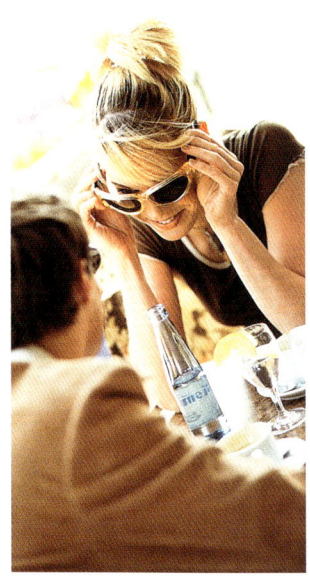

Sinnliche **Zweisamkeit** 26

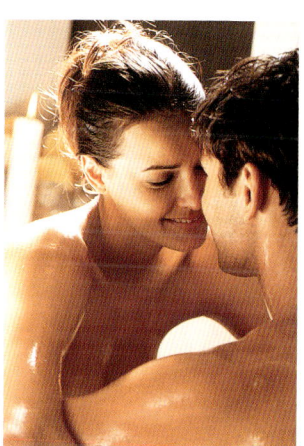

Liebe und **mehr** 38

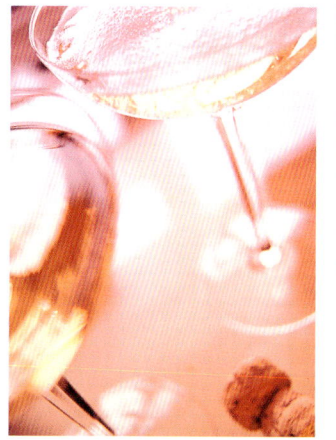

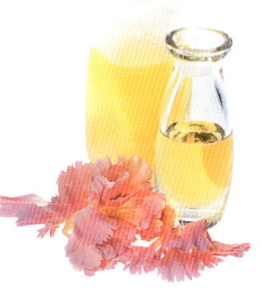

Kicks für die Liebe

Alles, was sinnlich macht

Wenn die Küsse immer kürzer, die Zärtlichkeiten seltener werden, hilft nur eins: aktiv etwas für die Liebe tun. Möglichkeiten gibt es genug, um Lust und Sinnlichkeit auszuleben und die Beziehung wieder prickelnd wie Brausepulver zu machen.

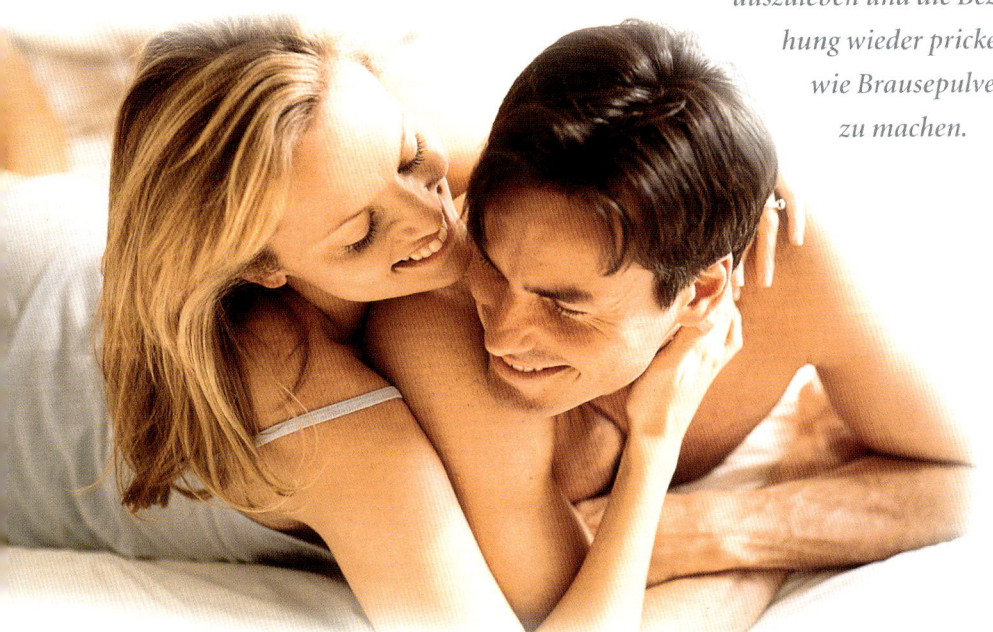

Ein Fest
für die Sinne

Erinnern Sie sich noch an den Film »Harry und Sally«? Darin waren sich die beiden Hauptpersonen (Meg Ryan und Billy Crystal) einig, dass Männer und Frauen keine Freunde sein können, weil ihnen immer die Erotik dazwischen kommt.

Salz für die Liebe

Leider ist es im wirklichen Leben oft umgekehrt. Aus heißen Liebespaaren werden nach einiger Zeit Freunde, die zwar noch Tisch, aber immer seltener das Bett – geschweige denn andere Orte – lustvoll miteinander teilen. Karriere, Kohle oder Kinder sind plötzlich wichtiger als knisternde Erotik. Dabei ist die Kunst der Verführung ganz einfach, man muss nur die richtigen Zauber-Mittel kennen.
Fantasiereisen beispielsweise, die Sie beide auf eine einsame Liebesinsel bringen (Seite 42). Wer's lieber handfest mag: Sex-Toys machen das Bett zur Spielwiese (Seite 24), zärtliche Massagen kitzeln alle Sinne (Seite 31) und ein Stellungswechsel kann auch mal ganz prickelnd sein (Seite 34).

Der Duft der Frauen

Düfte aus dem Flakon können Männer um den Verstand bringen und Frauen auf sinnliche Hochtouren treiben (Seite 13). Und haben Sie schon mal die verblüffende Wirkung von Spargel, Muskatnuss oder Ingwer getestet? Diese sinnlichen Schlemmereien können einem romantischen Abend den ganz besonderen, unvergesslichen Touch geben (Seite 11, Liebesmenü Seite 39).

Scharfmacher für sinnliche Stunden

Auch nicht ohne: schöne Dessous plus wichtige Tipps, was besonders sexy macht (Seite 22). Scharfmacher für die Ohren gefällig? Es muss ja nicht immer Ravels Bolero sein, der Sie zu ungeahnten Wonnen treibt. Auch andere Komponisten haben schöne Musik für sinnliche Stunden in petto (Seite 41).
Und als besonderer Höhepunkt: Aphrodites sinnliches Wochenende oder ein paar Tage im Hotel (Seite 39).

Wichtig bei alledem: Hier geht's um die Magie von Liebe und Lust, um den Spaß daran, nicht um die Jagd nach dem multiplen Super-Orgasmus. Der kann gerne, muss aber nicht sein.

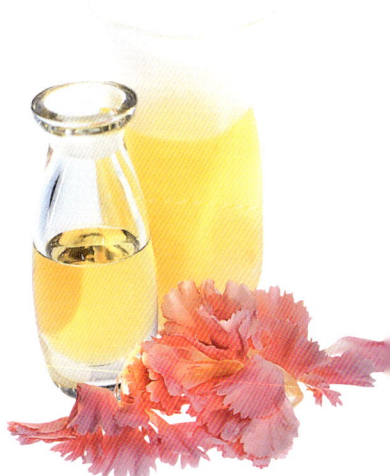

Liebes-zauber
hat Tradition

Aphrodisiaka – so heißen all die kleinen Tricks und Mittelchen, die die Liebe anheizen sollen. Benannt sind sie nach Aphrodite, der griechischen Göttin der Liebe (bei den Römern hieß sie übrigens Venus). Vor vielen, vielen Jahren soll sie der Sage nach am Strand von Zypern in einer Muschelschale angespült worden sein.

Aphrodites Frauen-Tricks

Splitternackt und mit wehender Mähne ging sie an Land und zeigte den Menschen, was Lust und Leidenschaft sind. Männer schmolzen unter ihren Händen dahin. Doch wie jede Frau hatte auch schon die gute Aphrodite ihre Tricks: Ein Zaubergürtel, den sie immer trug, machte die Auserwählten willenlos und sorgte für ausgedehnte Liebesnächte.

Schon die Neandertaler …

Den Wunsch nach erfüllter Lust und sinnlicher Liebe kannte natürlich nicht nur Aphrodite. Schon die Neandertaler legten von Zeit zu Zeit ihre Keule weg und kitzelten mit diversen Pflanzen die Lust auf die Liebe.

Kräuterwein im Liebesgarten

Dass Alkohol in Maßen berauschend im besten Sinne wirken kann, entdeckten bereits die alten Chinesen, Ägypter und Griechen. Maos Vorfahren hatten mit Ginsengwein Erlebnisse der aufrechten Art, ägyptische und griechische Pärchen vergnügten sich in der Antike mit Kräuterweinen in eigens dafür angelegten Liebesgärten.

Highlights aus Pflanzen

Die Indianer kannten nicht nur Friedens-, sondern auch Liebespfeifen und rauchten munter alles, was die Steppe so hergab, von Kakteenarten

bis zu speziellen Pflanzensamen. Westafrikanischen Häuptlingen wurde von ihren Medizinmännern Yohimbe »verschrieben«, wenn sich mal nichts regte. Dieses Zaubermittel aus der Rinde des Yohimbebaumes (Seite 19) machte auch müdeste Männer munter. Und wie: die Fruchtbarkeitsfeste der Stämme sollen bis zu einer Woche gedauert haben! Im fernen Osten machte man die oder den Liebsten mit

Hanf- oder Opium-Pfeifen willenlos. Kein Wunder, dass Mohn, aus dem Opium gewonnen wird, noch heute »Pflanze der Freude« heißt.

Dunkle Zeiten für die Lust

Die Kirche machte leider erst mal Schluss mit der Lust. Sex hatte allein dafür da zu sein, um Kinder zu zeugen – basta! Sinnlichkeit und Erotik wurden schlicht geleugnet. Pülverchen, Tränke und andere Elixiere, die die unterdrückte Lust anheizen sollten, waren als Teufelszeug verschrien. Frauen, die sie mixten, wurden nicht selten als Hexen abgestempelt und landeten auf dem Scheiterhaufen.

Scharfe Brüder

Das beste Wissen über stimulierende Pflanzen, Kräuter und Gewürze hatten übrigens ausgerechnet die Mönche in den Klöstern. Und weil sie so gut Bescheid wussten, hatte alles, was lahme Lenden aktivieren konnte, keinen Platz in der Klosterküche, sondern wurde allenfalls als Medizin verabreicht.

Der Kitzel-Faktor

Warum bestimmte Mittel zu Aphrodisiaka geadelt wurden und andere nicht, ist nicht immer verständlich. Generell gibt es drei Kriterien für die Krönung zum Lustmacher:

● Das Mittel hat eine nachweisbare Wirkung auf den Körper. Es regt beispielsweise wie Alkohol die Durchblutung an, wirkt wie Hanf direkt auf bestimmte Rezeptoren im Gehirn oder stimuliert wie Yohimbe das zentrale Nervensystem.

● Manche Lebensmittel galten als besonders erotisierend, weil sie zu bestimmten Zeiten sehr schwer erhältlich oder sehr teuer waren wie etwa Schokolade oder Safran.

● Das Mittel erinnert – wenn auch nur entfernt – an das männliche oder weibliche Sexualorgan wie etwa Spargel oder eine reife Feige.

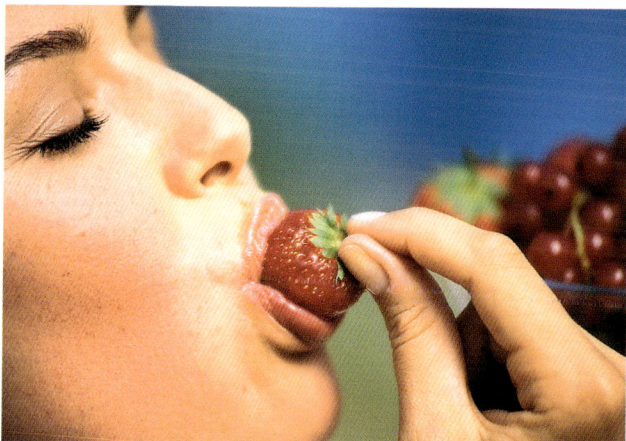

Süße Früchte und so manche Pflanze gelten von jeher als Aphrodisiaka, aber es gibt noch viele andere Tricks, die Glut anzufachen ...

Planung
ist die halbe Liebe

Die Lustmacher in diesem Buch sind allesamt echte Spaßmacher. Man sollte sie aber nicht ohne die Zustimmung oder gar gegen den Willen des Partners einsetzen. Denken Sie dran: Sie sind ein Team. Und Teams brauchen Absprachen, um gut funktionieren zu können.

Überraschung!

Wenn Sie plötzlich eines Abends die große Verführernummer abziehen, kann das leider auch nach hinten losgehen. Ein raffiniertes Abendessen, heiße Dessous und vielleicht noch Rosenblätter von der Haustür bis zum Bett gestreut (Seite 20) … das könnte Ihren Liebsten eher verwirren als antörnen. Männer mögen Rituale und Gewohnheiten. Leise Veränderungen können sie genießen, Extreme machen sie eher misstrauisch.

➤ Planen Sie neue Liebes-Kicks zusammen mit Ihrem Partner. Blättern Sie doch mal in einer gemeinsamen, ruhigen Stunde gemütlich in diesem Buch und lassen Sie sich von den Ideen inspirieren. Fragen Sie Ihren Partner nach geheimen Wünschen und Fantasien und bauen Sie sie in das Liebesspiel ein.

Erstmal entspannen

Die lustvollsten Fantasien und die besten Vorsätze können nicht wirken, wenn Sie den Kopf voll haben mit Terminen, Job-Projekten und ähnlichem. Hier finden Sie deshalb zuerst einmal Relax-Methoden und Energie-Kicks, um einen stressigen Arbeitstag ausklingen zu lassen und einen schönen Liebesabend einzuläuten.

Kopfüber ins Vergnügen

Stress-Kopfschmerzen haben Sie schnell mit einer Shiatsu-Kopfmassage im Griff.
➤ Fingerkuppen mit sanftem Druck 30 Sekunden auf die

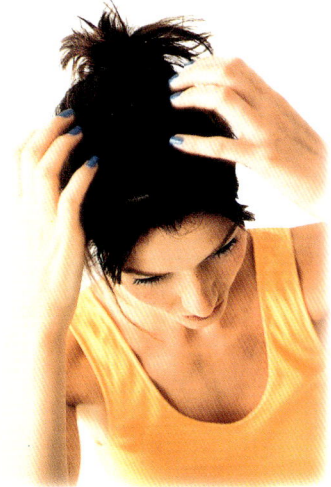

Beim Relaxen helfen Kopfmassagen und einfache Übungen.

Kopfhaut drücken. Dann auf den ganzen Kopf eine Minute lang sanft mit den Fingerspitzen trommeln. Zum Schluss ins Haar greifen und es partienweise leicht (!) hochziehen.

Der richtige Riecher

Wechselatmung durch die Nase macht fröhlich und hilft beim Abschalten. So geht's:
➤ Atmen Sie ein. Halten Sie mit dem rechten Daumen das rechte Nasenloch zu, atmen Sie langsam durch das linke Nasenloch aus und wieder ein. Halten Sie mit dem Ringfinger das linke Nasenloch zu und atmen durch das rechte aus und ein. Rechts zuhalten, links ausatmen …

Wer wird denn gleich in die Luft gehen?

Eine tolle Relax-Übung ist auch das sogenannte Grounding. Es hilft immer dann, wenn man superzappelig ist und gar nicht weiß, was man als Erstes anpacken soll.

➤ Stellen Sie sich barfuß auf ein kleines, weiches Kissen. Lassen Sie die Arme locker hängen und beginnen Sie, ganz langsam und gleichmäßig auf der Stelle zu treten. Atmen Sie dazu bewusst ein und aus.

Meist hat man schon nach wenigen Minuten das Gefühl, wieder »Boden unter den Füßen« zu haben.

Power-Food

Manchmal braucht man keine Ruhe und Entspannung, sondern vielmehr neue Energie. Da hilft nicht unbedingt der berühmte Schokoriegel, sondern besser echtes Energy-Food.

➤ Idealer Kandidat: das Power-Mineral Magnesium.

Es unterbricht nämlich im Körper eine Kettenreaktion, die zur Ausschüttung von Stresshormonen wie Adrenalin und Noradrenalin führt. 300 Milligramm Magnesium sollte man täglich mindestens zu sich nehmen. Besonders viel steckt in Sonnenblumenkernen (100 Gramm enthalten 420 Milligramm), in Weizenkeimen (300 mg), Cashewnüssen (270 mg) und Vollkornmehl (155 mg), aber auch in magnesiumreichem Mineralwasser, Rohkost und Salaten. Wer's mit der gesunden Ernährung nicht so hat: Magnesiumtabletten gibt es in der Apotheke.

tipp:

DER WASSER-TRICK

Der schnellste und billigste Weg für mehr körperliche Energie: Halten Sie Ihre Unterarme für einige Minuten unter fließendes kaltes Wasser. Macht garantiert fit wie ein Turnschuh!

Würze gegen Null Bock

Wer mit schlechter Laune und Null-Bock-Gefühlen kämpft, sollte sich einen ganz legalen Happy-Kick genehmigen.

➤ Rühren Sie zwei Messerspitzen (nicht mehr!) Muskatnusspulver in einen Becher Joghurt, Quark oder in Ihr Müsli.

➤ Auch gut: ein starker Kaffee, in den Sie eine kleine Prise Ingwer geben.

Indianerherz kennt keinen Schmerz?

Manchmal verhindern Grübeleien, eigentlich grundlose Traurigkeit oder ähnliches die Freude an der Liebe.

➤ Gegenmaßnahme Nr. 1: Tanken Sie täglich Licht, das wirkt erwiesenermaßen gegen Durchhängephasen.

➤ Wenn Sie längere Zeit das Gefühl haben, in einem dunklen Loch zu hocken, sollten Sie zum Arzt gehen. Vielleicht leiden Sie an einer Depression, die mit Psychotherapie und Medikamenten behandelt werden kann.

Kleine Ver-führer

Von scharfen Pflanzen, sinnlichen Düften und heißen Schlemmereien

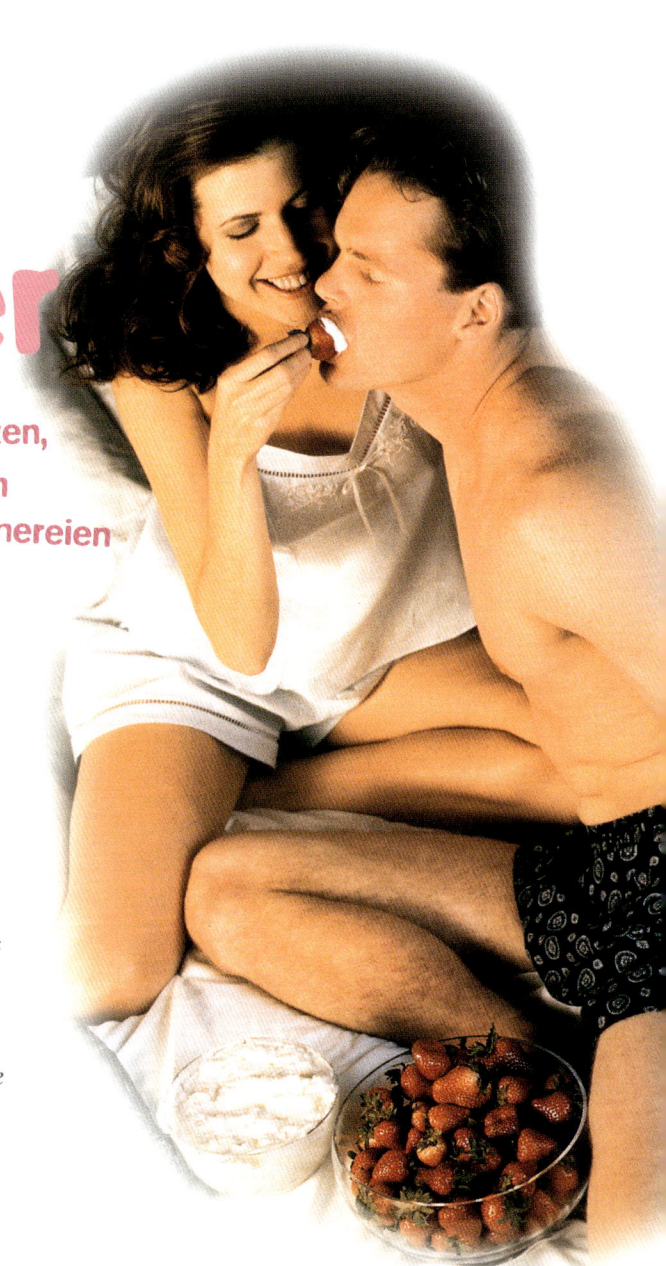

*W*as Aphrodite konnte, können Sie schon lange. Denn die Hitliste der Scharf-macher und Verführer ist heute länger denn je. Was darf's denn sein: Liebesdüfte mit Verführgarantie, mo-derne Pheromonparfums aus dem High-Tech-Labor, zarte Liebesklänge per CD oder eine sinnliche Gaumenfreude wie Erdbeeren & Co.?

Austern & Co. – sinnliche Schlemmerei

Essen ist weit mehr als Nahrungsaufnahme. Essen ist ein sinnlicher Genuss. Klar, Hamburger und Mikrowellen-Snacks sind weniger aufregende Gaumenfreuden. Schlemmereien wie Feigen, Granatäpfel oder Spargel lassen jedoch schon beim Anblick das Wasser im Munde zusammenlaufen, und so mancher Gedanke beim Anblick dieser Leckereien ist eindeutig zweideutig.
Das beste Erotik-Food, wie es wirkt und was man damit so alles machen kann:

Ananas

Sie ist nicht nur gesund, sondern hat auch eine eindeutig aphrodisierende Wirkung.
➤ Kosten Sie mal ein Stückchen reife Ananas, mit etwas Chilipulver bestreut, oder legen Sie Ananas zusammen mit Honig einige Tage in Rum ein. Köstlich über Eis oder einfach so zum Naschen!

Aprikosen

Schon ihr frisch-lieblicher Duft wird von vielen als sinnlich empfunden. Ihre Haut ist samtig-weich, ihr Fruchtfleisch fest und doch saftig – kein Wunder, dass bei ihrem Anblick die Fantasie ein wenig verrückt spielt.

Artischocken

Weniger die Artischocke selbst, als die Art, sie zu essen, kann sehr erotisch sein. Denn man luscht die gekochten Blätter aus.
➤ Artischocke 40 Minuten in reichlich Salzwasser mit etwas Zitronensaft garen lassen.

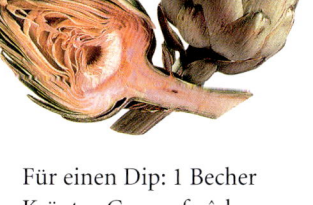

Für einen Dip: 1 Becher Kräuter-Creme-fraîche, 3 Teelöffel körnigen Dijon-Senf, Zitronensaft, Salz und Pfeffer verrühren.

Austern

Sie gelten als das klassische Aphrodisiakum. Casanova soll täglich 50 Stück verspeist haben … Austern enthalten kaum Fett, sind also ein leichtes Liebesmahl. Dafür gibt's jede Menge Mineralstoffe, unter anderem Zink – der erhöht die Produktion von Spermien und Testosteron.
➤ Austern werden roh aus der Schale geschlürft, höchstens ein Spritzer Zitronensaft ist erlaubt.

Erdbeeren

Sich gegenseitig mit Erdbeeren zu füttern, kann sehr erotisch sein. Die roten Liebesfrüchte sind eine leckere Verführung für zwischendurch oder ein leichter Abschluss für ein raffiniertes Menü.
➤ Versuchen Sie mal diese Variante: Schokoladenkuvertüre in Wasserbad oder Mikrowelle schmelzen, Erdbeeren zur Hälfte eintauchen, Schokolade erkalten lassen – und dann vernaschen!

Fenchel

Im antiken Griechenland galt Fenchel mit seinem anisartigen Geschmack als wirksames Potenzmittel. Testen Sie die sündige Knolle doch mal als kleine Knabberei:
➤ Einfach in Streifen schneiden. Dazu einen Dip servieren: 150 g Joghurt, 50 g Kräuterfrischkäse, eine gepresste Knoblauchzehe, Salz und Pfeffer verrühren. Und dann: eintauchen und genießen.

Feige

Zu dieser Frucht braucht man eigentlich in Sachen Erotik nicht viel zu sagen.
➤ Schneiden Sie mal eine Feige auf und saugen Sie das köstlich-süße, weiche Fruchtfleisch aus. Schon der Anblick könnte Ihn auf dumme Gedanken bringen …

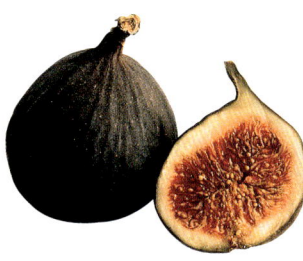

Granatapfel

Die verführerische Frucht mit den prallen roten Kernen ist ein uraltes Symbol für Lebeslust und galt auch als leckeres Forever-young-Mittel.
➤ Löffeln Sie die Kerne mit einem Spritzer Maraschinolikör gleich aus der Schale.

Spargel

Ähnlich wie bei der Feige weckt auch hier die Form gewisse Assoziationen. Doch im Spargel steckt noch mehr: Zahlreiche Mineralstoffe entwässern den Körper, das macht gerade im Frühlings-Tief richtig munter und steigert die Lust auf die Liebe.
➤ Kenner genießen guten Spargel am liebsten pur, nur mit etwas flüssiger Butter.

Wein & Co.

Einst galt er als berauschender Zaubertrank der Götter. Ein Gläschen kann helfen, allzu Schüchterne aufzutauen.
➤ Ideale Liebesweine: leichte, spritzige Gewächse wie ein Lugana aus Italien oder ein

portugiesischer Vinho Verde. Für erfahrenere Pärchen: ein schwerer Süßwein wie ein Sauternes oder ein Montbazillac, eventuell mit einem Stück Gänseleberpastete.
➤ Natürlich kommt ein Glas Champagner als Liebestrunk immer gut, es darf selbstverständlich auch Sekt, Prosecco oder Cava sein. Ideale Begleiter: Kaviar, Erdbeeren oder eine köstliche Praline.

Lust auf
Duft

Schon vor über 5000 Jahren bezirzte Cleopatra ihren Antonius mit Weihrauch, Zedernholz und Rosenwasser. Heute ist sogar wissenschaftlich erwiesen, dass Düfte ganz bestimmte Reaktionen im Körper auslösen. Sie können glücklich machen, beim Entspannen helfen, Angst vertreiben, Krankheiten lindern oder erotisierend wirken. Hier nun die besten Düfte für die Liebe:

Ätherische Öle – ganz schön sinnlich

Bergamotte

Das frisch-grün, leicht fruchtig duftende Öl aus den Früchten eines Zitrusbaumes steckt als belebende, leichte Note in vielen Parfums. Bergamotte gehört nicht zu den schweren, schwülstigen Liebesdüften, ist aber ein warmer »Rundum-Wohlfühl-Duft«. In der Aromatherapie hilft Bergamotte bei Ängsten,

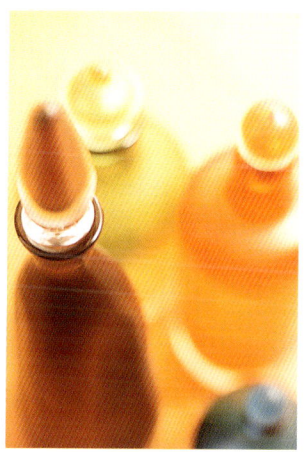

Sinnliche Düfte beflügeln die Erotik und schaffen Atmosphäre.

zum Beispiel auch bei Versagensängsten in der Liebe. Achtung: Bergamotte erhöht die Lichtempfindlichkeit, nie direkt oder unverdünnt auf die Haut geben!

Geranie (Rosengeranie)

Aus einer speziellen Geraniensorte gewonnen, ist das Öl mit seinem süßlich-blumigen, rosenähnlichen Duft ein ausgesprochener Verführer. Geranienöl wirkt nämlich auf die Nebennierenrinde, die für die Produktion bestimmter Sexualhormone zuständig ist.

Ingwer

Wenn Sie einen Mann um dem Verstand bringen wollen, tragen Sie einen Duft mit Ingwer-Note. Der würzig-warme, leicht süßliche Duft trifft nämlich in Sachen Erotik absolut ins Schwarze, genauer auf den Hypothalamus. Diese Region im Gehirn ist das, was der Hirnforscher Ernst Pöppel das »Vergnügungsviertel im Kopf« nennt. Dort werden die Gefühle von Lust und Liebe gesteuert.

Jasmin

Der süßlich-blumige, fast schon betäubende Geruch von Jasmin gilt als einer der erotischsten Blütendüfte überhaupt. Der Vamp unter den Blumen verströmt vor allem nachts seinen intensiven Duft, Männer und Frauen fühlen sich von ihm gleichermaßen hypnotisiert. Wissenschaftler haben sogar herausgefunden, dass Jasmin-Duft die persönliche Anziehungskraft wirksam verstärken kann.

tipp:

ALLES ECHT, ODER WAS?

Ätherische Öle werden heute überall angeboten. Aber: Nur naturreines Öl kann aphrodisierend wirken! Was als »Duftöl« oder »natur-identisch« bezeichnet wird, stammt aus dem Chemie-kästchen und hat nicht die gewünschte Wirkung. Echte ätherische Öle erkennt man daran, dass der botani-sche (lateinische) Name, der Pflanzenteil, aus dem es gewonnen wurde, und das Herkunftsland auf dem Eti-kett angegeben sind. Und: Sie sind nicht billig. So kostet 1 ml echtes Rosenöl zwischen 30 und 45 DM, denn man braucht für 1 Kilo Öl 2 Ton-nen Blütenblätter!

Muskatellersalbei

Das warm-würzig, leicht harzig duftende Öl ist vor allem bei Frauen beliebt, weil es herrlich entspannt und doch eine prickelnde Atmos-phäre schafft. Ideal ist Mus-katellersalbei, wenn man im Alltag so richtig unter Strom steht und sich nur schwer auf die Liebe konzentrieren kann.

Neroli

Neroli ist ein besonders kost-bares Öl. Es wird aus den Blüten der Bitterorange, auch Pomeranze genannt, herge-stellt und duftet üppig-blu-mig. Ideal für sinnliche Stun-den, denn Neroliöl löst inne-re Blockaden, Ängste und depressive Verstimmungen. Es hat eine leicht enthem-mende Wirkung, lässt aber zum Beispiel im Vergleich zu Alkohol oder anderen Dro-gen den Kopf völlig klar.

Rose

Rosenduft ist der Antörner für Frauen schlechthin. Er kann die Sinne aufs Ange-nehmste umschmeicheln und die Lust auf Liebe wecken. Rosenduft wirkt ganz gezielt auf die weiblichen (Yin-) Energien. Neueste Untersu-chungen haben ergeben, dass Rosenöl den Hormonhaus-halt von Frauen positiv beeinflussen kann und bei depressiven Verstimmungen, etwa beim prämenstruellen Syndrom (PMS), helfen kann.

Sandelholz

Das dickflüssige, süß-holzig duftende Sandelholzöl wird aus dem asiatischen Sandel-holzbaum gewonnen. Sandelholzmoleküle haben übrigens starke Ähnlichkeit mit Testosteron, dem männli-chen Sexualhormon, das auf Männer und Frauen gleicher-maßen anziehend wirkt. Das erklärt auch, warum Frauen maskuline Sandelholzdüfte sehr anziehend finden und selbst gerne benutzen. San-delholzöl macht sich beson-ders gut in Massageölen oder erotisierenden Badezusätzen.

Ylang-Ylang

Schwer, süß, blumig, sinn-lich-exotisch – das ist der typische Ylang-Ylang-Duft. Er vertreibt Zweifel, Unruhe und Unsicherheit und ver-mittelt ein Gefühl von Wärme und Geborgenheit – nicht unwichtig für die Liebe.

Stimmt die Chemie?

Im Buch »Das Parfum« von Patrick Süskind will Jean-Baptiste Grenouille aus dem Duft junger Mädchen eine Essenz gewinnen, die die gesamte Menschheit betört und willenlos macht. So einen Duftmix gibt es wirklich – wenn auch in weniger spektakulärer Form. Körpereigene Duftstoffe hat jeder Mensch und jedes Tier, und die speziell für die sexuelle Anziehung zuständigen Duftstoffe werden Pheromone genannt. Bei Tieren dienen sie nicht nur als Lockmittel, sondern generell zur Orientierung. Pheromone können eine Nahrungsquelle, mögliche Gefahren, aber auch Hierarchien signalisieren.

Sex-Detektor in der Nase

Pheromone werden beim Menschen vor allem von den Drüsen der Achseln, der Brust, der Kopfhaut und des Genitalbereichs produziert. Wir können diese körpereigenen Duftstoffe zum Teil

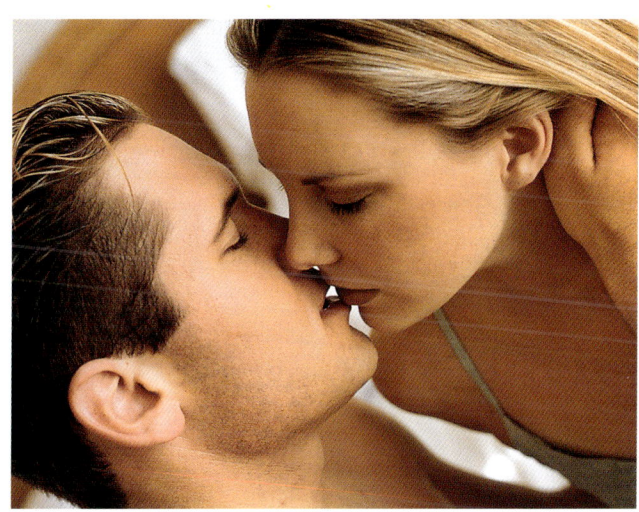

Magische Anziehungskraft, knisternde Erotik hat viel mit Duft zu tun.

gar nicht bewusst riechen. Deshalb vermuten Wissenschaftler, dass wir sie weniger über die normalen Riechzellen wahrnehmen, als vielmehr – wie die Tiere – über einen speziellen kleinen Sex-Detektor in der Nase, das sogenannte Vomeronasalorgan. Es wurde erst Anfang der 90er Jahre beim Menschen entdeckt. Man nimmt an, dass es über einen direkten Draht zum Gehirn verfügt und so Herzschlag, Hormonhaushalt, Atmung und Gefühle beeinflusst. Die Forschung darüber steht noch ganz am Anfang.

Liebesmagnet aus dem Flakon

Die Parfumindustrie machte sich ihren eigenen Reim drauf – und deshalb gibt es inzwischen künstliche Pheromonparfums, die ihre Träger besonders attraktiv machen sollen … Wie wirkungsvoll sie sind, muss man ausprobieren. Zu haben sind sie unter dem Namen »Realm« oder »P6« in Apotheken oder Erotik-Versandhäusern.

Total potent
mit Pillen
und Pülverchen?

In Apotheken und Erotik-Versandhäusern gibt es ein Riesensortiment an Pillen und Tropfen, die müde Männer munter und Frauen willenlos machen sollen.

Liebestropfen für müde Männer

Mit kuriosen Namen wie »Eumel-Bull-Kraft«, »Glücksan«, »Clitorisex« oder »Longtime« enthalten diese Mittelchen entweder bekannte pflanzliche Aphrodisiaka wie Muira Puama, Yohimbe und Damiana (Seite 17) oder sie fördern einfach die Durchblutung im Genitalbereich. So gewaltige Werbeversprechen wie »Weck, was in Dir steckt«, »Bullenkraft für jedermann« oder »... damit er mehrmals kann« lassen sich die Hersteller natürlich gut bezahlen. 30 bis 40 Mark für ein 10-ml-Fläschchen oder 30 Kapseln

sind die Regel. Da die Dosierung aus Sicherheitsgründen niedrig ist, lässt die Wirkung oft auf sich warten. In einer Untersuchung der Zeitschrift »Öko-Test« wurden 33 der vermeintlichen Scharfmacher unter die Lupe genommen. Das traurige Ergebnis: Kein einziges Produkt wirkte nachweisbar stimulierend oder erhöhte gar die Potenz.

Das blaue Wunder

Ein weiterer Antörner aus dem High-Tech-Labor ist »Viagra«. Ursprünglich als

Herzmittel gedacht, bescherte es den meisten männlichen Probanden ungewöhnliche Nebenwirkungen: länger anhaltende Erektionen. Die blaue Pille hemmt ein bestimmtes Enzym im Körper, was wiederum zu einer Gefäßerweiterung, besseren Durchblutung und damit zur Erektion führt. In einer Untersuchung mit impotenten Männern lag die Erfolgsquote immerhin bei 89 Prozent.

Doch der Antörner hat auch Nebenwirkungen. Dazu gehören

info:

BITTE NICHT! FRAGWÜRDIGES FÜR DIE LUST

Als Klassiker unter den Potenzmitteln gilt die Spanische Fliege, die eigentlich ein Käfer ist. Er enthält den hochgiftigen Wirkstoff Cantharidin, der die Harn- und Geschlechtsorgane massiv reizt und zu einer schmerzhaften Dauererektion führt. Eine Überdosis kann sogar zum Tod führen. Das mussten in den vergangenen Jahrhunderten schon viele liebestolle Männer erfahren. Die freiverkäuflichen Präparate, die heute in Deutschland unter dem Namen Spanische Fliege auf dem Markt sind, enthalten allerdings die ungiftige, homöopathische Ersatzsubstanz Cantharis D6, die in der alternativen Medizin häufig bei Blasenentzündungen eingesetzt wird. Ob's auch der Potenz gut tut, bleibt fraglich.

Kopfschmerzen, Gesichtsrötung, verstopfte Nase, Magenverstimmung, Verstopfung, Lichtempfindlichkeit, verändertes Farbsehen. Wichtig: Viagra ist ein verschreibungspflichtiges Medikament, das unter ärztlicher Kontrolle eingenommen werden muss. Deshalb unbedingt Hände weg von unseriösen Anbietern im Internet, die das Mittel und inzwischen leider auch Kopien mit möglicherweise gefährlichen Nebenwirkungen zu Dumping-Preisen anbieten.

Zauberpflanzen von A bis Z

Klar, dass Pflanzen zu den ältesten Aphrodisiaka zählen. Um viele ranken sich mystische Geschichten, weil man früher zwar ihre Wirkung kannte, aber nicht wusste, warum sie so wirken. Heute sind die meisten Geheimnisse entschlüsselt. Liebes-Kraft haben die klassischen Verführer allerdings immer noch. Hier einige Beispiele:

Alraune

Die Pflanze gilt als klassisches Hexenmittel. Im Mittelalter wurden daraus allerlei Liebeselixiere hergestellt, sogar fliegen sollte man damit können. Ärzte nutzten die Alraune damals als Betäubungsmittel vor Operationen. Sie enthält narkotisierende Alkaloide, die zu tranceartigen Rauschzuständen und sexueller Enthemmtheit führen. Doch die Alraune ist stark giftig, eine Überdosierung kann zu Atemlähmungen und sogar zum Tod führen. Deshalb: Hände weg davon!

Betelnuss

Wer schon mal in Südostasien war, hat sicher Menschen mit eigenartig rot verfärbtem Zahnfleisch gesehen. Das kommt von den »Betelbissen«, die dort so häufig konsumiert werden wie bei uns Zigaretten. Ein Stück von der Betelnuss wird mit etwas gelöschtem Kalk und Gewürzen wie Muskatnuss und Kardamom in ein Blatt des Betel-

pfeffers eingerollt und stundenlang gekaut. Durch den Speichel und den Kalk wird das Arecolinöl aus den Nüssen gelöst, ein leicht berauschender Wirkstoff, der zugleich sexuell stimulierend wirkt. Betelnüsse sind nur bei extremer Überdosierung (8 bis 10 Gramm) giftig. Sie werden in Deutschland über den Versandhandel angeboten und sind manchmal auch in Asien-Shops zu kriegen.

Damiana

Die ätherischen Öle aus dem südamerikanischen Damianastrauch werden seit Jahrhunderten von indianischen Medizinmännern verwendet. Man kuriert damit bis heute Atemwegserkrankungen, die Mayas verwendeten Damiana sogar bei Asthma. Noch heute wird in Mexiko Damianaschnaps als Aphrodisiakum verkauft. In den USA sind sogar Damiana-Kapseln auf dem Markt, die bei Menstruationsbeschwerden und Konzentrationsschwäche helfen sollen, von vielen aber als reines Aphrodisiakum eingenommen werden.

➤ Wer es ausprobieren will: Kaufen Sie Damianablätter in der Apotheke und übergießen Sie 2 Esslöffel davon mit heißem Wasser. Fünf Minuten ziehen lassen, abseihen und schluckweise trinken.

Ginseng

Ginseng verwenden die Chinesen seit 5 000 Jahren als Heilmittel, das die Körperenergien stimuliert. Früher war es so kostbar, dass nur der Kaiser in den Genuss der Wurzeln kam. Heute ist die Wirkung wissenschaftlich belegt, und Ginseng-Präparate gibt es in Apotheken und Reformhäusern als Kapseln, Saft, Wein oder Tee (Dosierung siehe Beipackzettel).

Ginsengwurzel

Ginseng enthält unter anderem Saponine, die den Stoffwechsel in Schwung bringen, die Sauerstoffzufuhr zum Gehirn erhöhen und sogar das Immunsystem stärken. Außerdem wirkt Ginseng positiv auf die Produktion von Sexualhormonen.

Guarana

Seit einigen Jahren gilt Guarana neben Taurin (steckt in vielen Energy-Drinks) als legale Techno-Droge, mit der man spielend die Nächte durchtanzen kann. Guarana wird als Pulver zum Einrühren in Säfte oder Joghurt, als Kaugummi oder Tee angeboten. Ursprünglich nutzten die Indianer Südamerikas Guarana als Appetitzügler und Wachmacher für ihre langen Märsche durch die Regenwälder. Guarana ist eine Urwaldliane, die etwa fünfmal so viel Koffein enthält wie Kaffee. Es wirkt aufputschend, beschleunigt den Herzschlag und wirkt sexuell stimulierend.

Hanf

In China wurde Hanf als heilig verehrt, er gilt überhaupt als eine der wichtigsten und ältesten Kulturpflanzen der Welt. Aus dem Harz des Hanfs wird Haschisch hergestellt, aus den weiblichen Hanfblüten Marihuana. Die enthaltenen Cannabinoide wirken berauschend und euphorisierend, das Bewusstsein wird aber nicht so stark eingeschränkt wie etwa durch Alkohol. Die Außenwelt erscheint klarer, die Reizschwelle ist niedriger, die körperliche Empfindsamkeit ist erhöht – dadurch wird Sexualität wesentlich intensiver erlebt. Die Rastafaris sagen über Hanf: »It eases the feelings« – »es macht die Gefühle leicht«. Hanf macht im Gegensatz zu Alkohol und harten Drogen wie Heroin nicht körperlich abhängig, es kann jedoch ein psychischer Gewöhnungseffekt eintreten. Hanf fällt in Deutschland unter das Betäubungsmittelgesetz und ist offiziell verboten. Zwar ist der Besitz von kleinen Mengen dieser so genannten weichen Droge nicht strafbar, allerdings ist die Definition »kleine Menge« von Bundesland zu Bundesland unterschiedlich.

Kava-Kava

Der Strauch wird auch Rauschpfeffer genannt. Auf Tonga, den Fidschis und Samoa werden seit Jahrhunderten aus seinen Wurzeln Tränke für religiöse Rituale gebraut. Kava-Kava wirkt euphorisierend, entspannend und fördert erotische Fantasien. Leistungsfähigkeit und Denkvermögen werden nicht beeinträchtigt, man bleibt klar im Kopf. Bei uns erleben Kava-Kava-Präparate gerade einen Boom. Sie sollen bei Nervosität und Angstzuständen helfen und sind rezeptfrei in Apotheken erhältlich.

Muira Puama

Muira Puama wird in Südamerika auch »Potenz-Holz« genannt, womit schon einiges

tipp:

WALDMEISTER-WONNE

Ein ganz legales und zudem sehr leckeres Aphrodisiakum ist Waldmeister. Versuchen Sie zur nächsten Gartenparty doch mal eine Waldmeister-Bowle.

➤ 2 Bund Waldmeister mit einem Liter Weißwein übergießen, zwei Stunden ziehen lassen. Vor dem Servieren mit ein bis zwei Flaschen Sekt aufgießen.

gesagt ist. Es wird aus Rinde und Holz eines kleinen Regenwaldbaumes hergestellt und enthält Alkaloide, die die Produktion und Ausschüttung von Sexualhormonen anregen. Außerdem wirkt es nervenberuhigend, ideal also, wenn vor lauter Stress die Liebe zu kurz kommt. Muira Puama gibt es als fertige Kapseln in Apotheken oder in Erotik-Versandhäusern.

Myrte

Die Myrte galt schon im Altertum als Pflanze, die eng mit Aphrodite und Venus

verknüpft war. Bräute schmückten sich bis ins 20. Jahrhundert mit einem Myrtenkranz. Aus Myrte gewinnt man ein ätherisches Öl, das man tropfenweise für sinnliche Bäder nutzen kann. Myrte wirkt anregend auf alle Sinne. Frische Myrtenbeeren können auch der Abschluss eines Liebesmahls sein. Myrtenöl bekommt man in Apotheken oder Spezialgeschäften für Aromatherapie.

Yohimbe

Die Rinde des westafrikanischen Yohimbebaums wird seit Jahrtausenden als Aphrodisiakum geschätzt. Als Teeaufguss setzt die Wirkung nach etwa 15 Minuten ein, das Gebräu schmeckt allerdings furchtbar (30 Gramm Rinde 20 Minuten lang in $1/4$ Liter Wasser gekocht). Der Inhaltsstoff Yohimbin wirkt auf das Sexualzentrum des Rückenmarks. Es kann mehrstündige Erektionen auslösen. Zudem entsteht ein warmes wohliges Gefühl.

Reizvolles
für alle
Sinne

Liebe kann man vielleicht nicht sehen, aber man kann sie hören, schmecken oder ganz einfach fühlen. Schöne Musik, sanfte Beleuchtung, zarte Dessous, duftende Blüten oder gar raffinierte Sex-Toys können dazu beitragen, dass aus dem normalen Liebesspiel ein rauschendes Fest für die Sinne wird.

Blumen der Liebe

Cleopatra soll ihren Antonius bezirzt haben, indem sie bei ihrem ersten Date einen Teppich aus roten Rosen, einen halben Meter dick, ausstreuen ließ. Heute würde man bei einem solchen Flirtversuch vermutlich arm werden, aber es gibt ja noch andere Möglichkeiten.

➤ Wie wär's beispielsweise mit dem »Pfad ins Glück«? Streuen Sie von der Eingangstür bis zum Schlaf- oder Badezimmer einen Pfad aus Rosenblütenblättern. Kommt er dann nach Hause, wird er vermutlich neugierig der blumigen Spur folgen – und findet Sie vielleicht mit zwei Gläsern Champagner in der Badewanne oder im Bett. Wetten, dass er den Blumen-Wink richtig versteht? (Siehe aber auch Seite 8.)

➤ Auch schön: Den Esstisch für das Liebesmahl mit Blüten dekorieren. Das können Gänseblümchen von der Wiese genauso sein wie Rosenblätter oder eine Tulpe

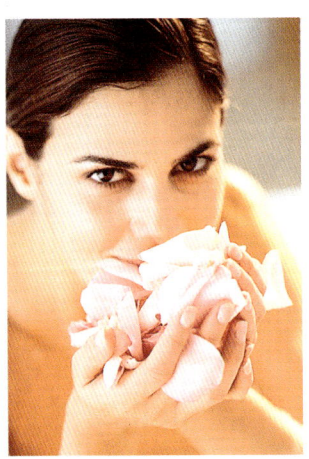

Duftende Blütenblätter wirken einfach verführerisch.

auf dem Teller als Signal für Frühlingsgefühle.

➤ Denken Sie aber daran, dass intensiv duftende Blüten wie Lilien mit einem schönen Menü nur schwer harmonieren. Die wiederum machen sich gut als opulente Deko rund um die Badewanne.

Blüten-Zauber

➤ Apropos opulent: Wenn Sie im Blumengeschäft mal einer Tuberose begegnen – unbedingt zugreifen! Ihr Duft bringt Männer nämlich um den Verstand. Der Grund: Sie verströmt einen Geruch, der dem weiblichen Geschlechtsgeruch ähnlich sein soll. In einer französischen Studie fanden Wissenschaftler heraus, dass sich die Muskulatur von Männer unwillkürlich anspannt, wenn sie diesen Duft in die Nase bekommen. Wer keine Tuberose erwischt: Es gibt auch ätherisches Tuberosenöl und sogar einige Parfums, die diesen magischen Duft als Hauptinhaltsstoff haben.

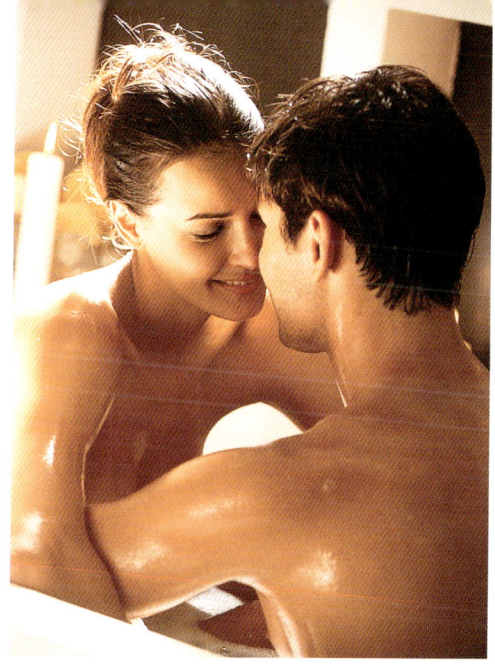

Gestalten Sie Liebesräume mit Licht: Kerzenschein schafft eine romantische Stimmung und schmeichelnde Beleuchtung, im Bad genauso wie im Schlafzimmer.

Raum zaubern (gibt's im Baumarkt oder Elektrogeschäft).

➤ Baden Sie gern zu zweit? Dann können Sie Ihre Wanne mit Dutzenden von Teelichtern am Rand in einen Liebesaltar verwandeln. Zusätzlich lassen Sie Wasser ins Waschbecken, in dem einige Schwimmkerzen, eventuell gemeinsam mit Blütenblättern, romantisch dümpeln.

Warm ums Herz

➤ Ganz wichtig bei Liebesabenteuern im Badezimmer: Sorgen Sie für wohlige Temperaturen, legen Sie Handtücher und Bademäntel zum Vorwärmen auf die Heizung.

➤ Auch das Schlafzimmer sollte für lustvolle Spiele nicht schnatterkalt sein. Wenn kalte Füße die Liebe verhindern: Eine Wärmflasche sorgt für den nötigen Kuschelfaktor. Das muss übrigens nicht spießig sein. Moderne Exemplare in Herzform oder mit Rosenblüten in durchsichtiger Hülle gibt's in Geschenk- und Einrichtungsläden.

Im Dunkeln ist gut munkeln

Klar, bei grellem Neonlicht kommt wohl kaum jemand auf besonders sinnliche Gedanken. Aber auch Liebe ganz im Dunkeln ist in etwa so, als ob Sie sich beim Essen die Nase zuhalten – Sie bringen sich um den halben Genuss. Viele Frauen, aber auch einige Männer, haben Angst vor der Liebe bei Licht, weil sie ihren »unperfekten« Körper nicht gerne zeigen. Doch mit den Augen der Liebe und der Lust betrachtet, ist kein Bauch zu dick, keine Hüfte zu üppig und kein Busen zu klein.

Alter Schmeichler Kerzenschein

➤ Wählen Sie einfach eine Beleuchtung, die besonders schmeichelt. Ideal ist Kerzenlicht, am schönsten, wenn es gleich in mehreren Ecken des Raumes flackert.

➤ Moderne Alternative: in zarten Farben getönte Glühbirnen, die einen Hauch von warmem gelben, orangen oder roten Licht in den

Ein Hauch von Nichts

Auch wenn Feinripp-Unterwäsche heute schon wieder Kult ist – sonderlich sexy ist ein schlichter Baumwollslip leider nicht. Die klassischen Verführer sind immer noch aus Spitze, gerne in sündigem Schwarz oder Rot, manche Männer und Frauen stehen auch auf unschuldiges Weiß. Mit schönen Dessous kann man seine Vorzüge ins rechte Licht rücken, aber auch kleine Schwächen geschickt wegmogeln. Vorausgesetzt, man kennt die Tricks in Sachen sündiger Wäsche.

Hebt ungemein: der BH

Egal, ob kleiner oder großer Busen – ein BH bietet einfach einen schönen Rahmen für ein tolles Dekolleté.

➤ Ganz wichtig ist der Sitz: Die Körbchen sollten vom Busen ganz ausgefüllt sein, der Verschluss nicht nur beim letzten Häkchen locker zugehen und die Träger nicht einschneiden.

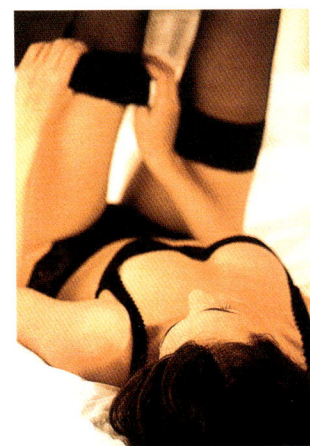

BH in Balkonet-Form, halterlose Strümpfe, schwarz – das wirkt ...

➤ Einen besonders schönen Busen zaubern Bügel-BHs, sie liften den Busen auf die sanfte Tour. Ein raffiniertes Dekolleté machen BHs mit seitlichen Trägern, die sogenannte Balkonet-Form.

➤ Unter engen Oberteilen kommt ein spitzenbesetzter BH gar nicht gut! Besser: zarte Wäsche aus Mikrofasern ohne sich abzeichnende Nähte oder Applikationen.

Schön verpackt: der Slip

Das Wichtigste beim Slip: Bequem muss er sein. Wer hat nicht schon mal in einem Anfall von Verführungslust einen String-Tanga erworben, der sein Dasein nach einmaligem Tragen inzwischen in der Wäscheschublade fristet, weil das verdammte Ding überall zwickt und man nicht zwei Schritte damit gehen kann, ohne zu zupfen.

➤ Ein bequemer String-Tanga sollte nicht zu klein sein (lieber eine Nummer größer kaufen als normal), und im Taillenbereich nicht einschneiden. Unter engen Hosen und Röcken ist so ein String unerlässlich, denn nichts ist hässlicher als die Abdrücke vom Slip. Normale Slips sollten einen hohen Beinausschnitt haben, das macht längere Beine und damit eine bessere Figur.

➤ Wenn Sie bei Ihrem Liebsten nicht immer nur auf weißen Feinripp stoßen wollen, sollten Sie ihm einfach mal auf die Sprünge helfen. Besonders sexy sind Boxer-Shorts, am schönsten aus reiner Seide – Ihr Liebster wird sich schon daran gewöhnen.

Beine bis zum Po: die Strümpfe

Mit Strümpfen ist das so eine Sache: Frauen tragen am liebsten Strumpfhosen, weil sie so praktisch sind. In Männer-Fantasien spuken allerdings meist scharfe Strapse herum.
➤ Eine Lösung, die beide glücklich machen kann: halterlose Strümpfe. Sie haben oben einen gummierten Innenrand, dadurch haften sie auf der Haut. Ganz wichtig: Beine vor dem Anziehen nicht eincremen oder -ölen, sonst rutschen die sündigen Strümpfe langsam ab. Viele Frauen sind von der neuen Leichtigkeit des Seins in den halterlosen Strümpfen schwer begeistert. Außerdem fühlt man sich mit den Dingern ganz schön sexy, und schöner sieht's beim Ausziehen allemal aus.
➤ Noch ein Wort zu Strapsen: Manchmal gehen die kleinen Gummiknöpfchen am Halter einfach auf und der Strumpf macht sich selbstständig. Unter engen Röcken oder Kleidern drücken sich die Knöpfe durch. Und weite Hosen zu Strapsen, das ist wie Champagner zu Schweinebraten – paradox. Bleibt allein eine Tragemöglichkeit: als verführerisches Bett-Accessoire für sinnliche Liebesspielchen.

Licht aus, Klamotten runter …

Und dann ist da natürlich noch die Sache mit dem Ausziehen. Relativ unerotisch, wenn sich beide kurz vor der Liebe selbst ausziehen. Es soll sogar Männer geben, die ihre Sachen noch ordentlich gefaltet auf den Stuhl legen.
➤ Schöner: Entblättern Sie sich ganz langsam gegenseitig. Wetten, dass es ihn schier um den Verstand bringt, wenn Sie seine Boxershorts mal mit den Zähnen ausziehen? Oder einen klassischen Strip à la »9 $1/2$ Wochen« hinlegen? (CD von Joe Cocker »Unchain my heart« nicht vergessen!)

tipp:

KLEINE MOGELEIEN

Die Wäscheabteilungen der Kaufhäuser sind voll davon: Schummel-Unterwäsche wie Push-up-Bras, Busen-Minimizer-BHs, Bauch-weg-Slips, Po-hoch-Höschen und so weiter. Für bestimmte Anlässe und Kleidungsstücke sind solche Mogelpackungen auch zu empfehlen, etwa bei einem knackengen Kleid oder unter einem Oberteil mit tiefem Dekolleté. Manchen dieser Dessous sieht man ihren Mehrwert übrigens auch gar nicht an, sexy Spitzenslips etwa, die mit einer kleinen unsichtbaren Verstärkung vorn den Bauch slimmen. Andere Teilchen sollten allerdings nicht ins Rampenlicht gerückt werden, denn wer möchte beim Entblättern schon einen bis zum Bauchnabel gehenden, hautfarbenen Slip mit Push-up-Kissen am Po vorfinden? Dann doch lieber kleine Schwächen mit raffinierten Normal-Dessous kaschieren.

Kleine Helfer
für die Lust

Sie hören auf so nette Namen wie »Prickel-Peter«, »Wonne-proppen«, »Wollust-Riese« oder »Goldfinger« – und alle sollen der Liebe noch mehr Lust bereiten: Vibratoren, Dildos & Co.

➤ Man bekommt sie bei Erotikversendern (Bestellung telefonisch, per Post oder im Internet, siehe Seite 46) oder direkt in Erotikgeschäften. Keine Angst, in solchen Läden treffen sich nicht ausschließlich verklemmte Spießertypen. Immer mehr Pärchen, aber auch Frauen allein oder mit Freundinnen gehen dort so selbstverständlich shoppen wie im Kaufhaus. Und das alles hält die bunte Erotik-Welt parat:

Prickelnde Verführer

Die Auswahl an Vibratoren ist riesig: hautfarbene Natur-burschen, futuristische Cyberskin-Exemplare in Glitzerpink mit rotierenden Kügelchen im Inneren, edle Lustspender in Silber oder witzige Spaßmacher in Delphinform. Zugeben, wenn man das erste Mal so ein »Kunst-Stück« in der Hand hält, ist das vielleicht etwas komisch. Aber wer die unermüdlichen Helfer einmal ausprobiert hat, wird ihnen vermutlich ein festes Plätzchen im Nachtkästchen reservieren.

Pluspunkt: Er »kann« immer, wenn Sie wollen, vorausgesetzt Sie denken an Ersatzbatterien. Und so ein Vibrator ist äußerst vielseitig:

Strammgestanden!

➤ Versuchen Sie beispielsweise mal, mit ihm ganz zart über Brüste, Brustspitzen und Bauch zu fahren. Männer mögen es meist sehr, wenn man mit einem Vibrator den Po und den Hodenansatz kitzelt.
Viele Männer glauben allerdings immer noch, eine Frau nur durch Eindringen, sei es mit Penis oder Vibrator, glücklich machen zu können. Dabei mögen Frauen es oft viel mehr, wenn man die Vagina von außen stimuliert, also beispielsweise in sanft kreisenden Bewegungen mit dem Vibrator über Schamlippen und Klitoris streichelt.
➤ Ganz wichtig: An Liebesspielzeug, gleich welcher Art, sollten immer beide Partner Spaß haben!

tipp:

PORENTIEF REIN

Was viele vergessen: Auch Sex-Toys brauchen Pflege. Also nicht nach Gebrauch einfach ins Nachtkästchen zurücklegen, sonst tummeln sich auf den Freudenspendern irgendwann unliebsame Mitspieler, die Infektionen auslösen können. Deshalb nach jedem Gebrauch (es muss ja nicht sofort nach der Liebe sein) mit heißem Wasser und etwas Duschgel abwaschen und abtrocknen. Bitte keine scharfen Reiniger verwenden, sie können das gute Stück beschädigen oder sogar Allergien hervorrufen.

Zum Kugeln

Ebenfalls einen Versuch wert: Liebeskugeln und Lustringe.

➤ Liebeskugeln bestehen meist aus einem weichen Latexmaterial und werden in die Vagina eingeführt. Dort rollen sie bei jeder Körperbewegung hin und her und lösen erregende Gefühle aus. Positiver Zusatznutzen: Sie trainieren die Beckenbodenmuskulatur (Seite 37). Liebeskugeln sind also eher etwas für den Spaß allein.

➤ Liebesringe stimulieren beide Partner. Sie werden über den Penis gezogen und haben meist sanfte Knubbel, Härchen oder Noppen. Durch den strammen Sitz wird die Erektion begünstigt, und beim Eindringen kitzeln sie die weiblichen Lustzonen.

Das Auge liebt mit

Auch wenn immer wieder das Gegenteil behauptet wird: Pornofilme törnen auch Frauen an. Sicher, es gibt welche mit Handlung und solche, in denen es wirklich nur um das eine geht, und das oft noch in erschütternd schlechter Qualität mit Hauptdarstellern, die alles andere als ästhetisch, geschweige denn sexy wirken.

➤ Zum Ausprobieren: Holen Sie sich so einen Streifen in der Videothek. Fast jeder Filmverleih hat die »Ab-18-Ecke«, in der man wie im Sexshop erstaunlich viele nette Pärchen trifft und nicht nur verkappte Perverse.

Ganz schön kunterbunt

Wer nicht mit Pille oder Spirale verhütet, greift meist zum Kondom. Richtig angewandt, sind die kleinen Verhüterli ziemlich sicher und schützen nicht nur vor Schwangerschaft, sondern auch vor sexuell übertragbaren Krankheiten wie AIDS. Der Gummi-Dschungel ist allerdings ziemlich unüberschaubar: Hauchdünn, genoppt, schwarz oder quietschorange – was darf's denn sein?

➤ Wichtig: Kaufen Sie nur Marken-Kondome. Die haben zwar ihren Preis (zwischen einer und zwei Mark pro Stück), dafür gehen Sie aber auch auf Nummer sicher. Genoppte Kondome sind meist etwas dicker als glatte, Spaßkondome, etwa mit ausgeformten Gesichtern, sind nur ein Gag und nicht zum Verhüten da. Auch der Sinn von Kondomen mit Erdbeer- oder Orangen-Geschmack wird vielen wohl ewig ein Rätsel sein. Denn wer lutscht schon gerne an Gummi?

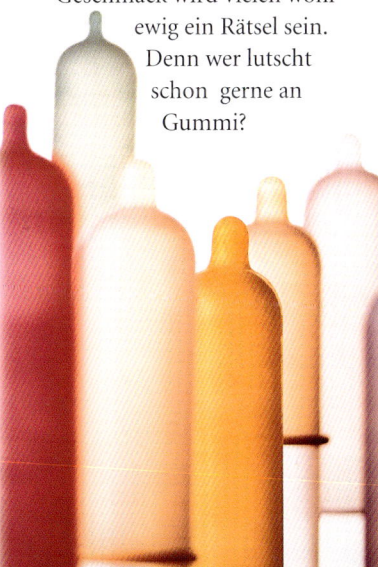

Sinnliche Zweisamkeit

Heiße Fantasien, scharfes Bettgeflüster und öfter mal ein Stellungswechsel

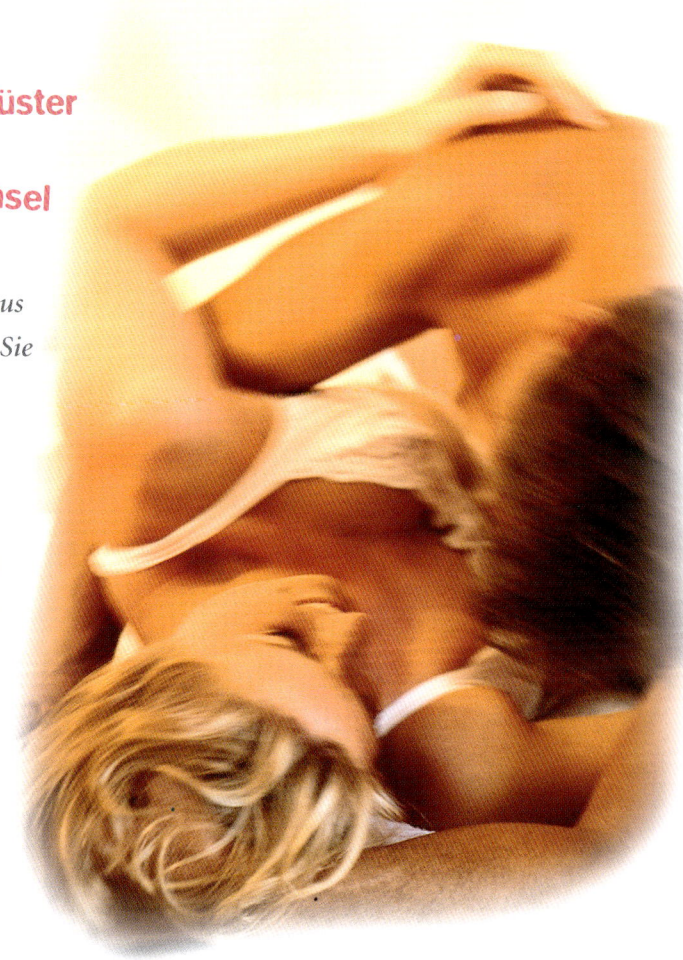

Die kleinen Verführer, die aus Liebe Lust machen, kennen Sie jetzt. Aber auch der Sex an sich lässt sich beleben oder würzen. Testen Sie, welche Sprache im Bett anmacht, erleben Sie, wozu Eiswürfel und Sahne gut sein können und probieren Sie die richtigen Streicheleinheiten für Body & Soul aus.

Bett-
geflüster

Manche Pärchen glauben, vor lauter Harmonie und Liebe müsste der andere doch wissen, was man selbst gerade möchte. Irrtum, Männer und Frauen ticken einfach anders, und oft ist es hilfreich, sich mit den richtigen Worten auf die Sprünge zu helfen. Denn Bettgeflüster kann sehr anregend sein.

Die richtigen Worte finden

Spätestens seit dem Biologieunterricht kennen wir die politisch korrekten Worte für die weiblichen und männlichen Geschlechtsorgane: Penis und Vagina. So weit, so schlecht – jedenfalls in Sachen Liebesgeflüster. Auch diffuse Begriffe wie »da unten« deuten eher auf Last denn Lust hin. Deshalb: Finden Sie zusammen mit Ihrem Partner neue Worte. Je nach Situation und eigener Aufgeschlossenheit können das

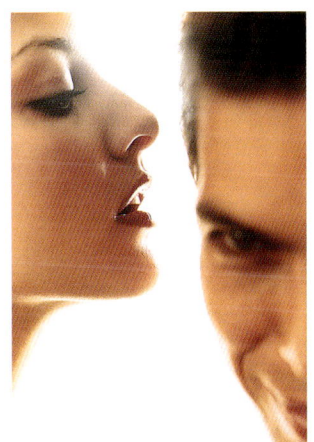

»Ich freue mich schon darauf, Paul heute abend wieder zu sehen!« ...

sehr zärtliche, aber auch eindeutigere, vielleicht leicht ordinäre Ausdrücke sein.

Liebespfeil & Jadetor

Die richtigen Worte finden – die Chinesen waren da von jeher recht einfallsreich. Sie gaben der Vagina so schöne Namen wie »Geheime Höhle«, »Innerstes Herz«, »Jadetor« oder »Moschuskissen«, sein Pendant wird als »Jadeflöte«, »Liebespfeil«, »Gipfel des Yang« oder »Scharlachroter Vogel« bezeichnet. Schön sind auch die beiden Sanskritworte

»yoni« für die Vagina und »lingam« für den Penis. Manche Pärchen lieben es auch, den beiden einfach normale Namen zu geben. Das hat den Vorteil, dass niemand in der Öffentlichkeit den Hintergrund kennt, wenn Sie etwa zu Ihrem Liebsten sagen: »Ich freue mich schon darauf, Paul heute abend wieder zu sehen!« Oder Ihr Lover fragt Sie einfach, wie es denn »Lilli« geht. Moderne Koseformen können auch »Mr. Wonderful«, »Die längste Praline der Welt«, »Zaubermaus« oder »Pretty Baby« sein. Spielen Sie einfach mit Worten und testen Sie, was zu welcher Stimmung am besten passt.

Was garantiert nicht zum Bettgeflüster gehört ...

... sind vorwurfsvolle Streitgespräche oder endlose Diskussionen. Machen Sie es sich einfach zu einer Regel, dass nur außerhalb der Laken gestritten oder diskutiert werden darf.

Fantasievolle
Liebes-
spiele

Spätestens seit den erotischen Szenen im Film »9 1/2 Wochen« wissen wir, was man mit Honig, Eiswürfeln und Milch so alles machen kann. Werfen Sie vernünftige Gedanken wie »Igitt, das klebt ja« oder »Das muss aber ganz schön kalt sein« einfach mal über Bord und testen Sie ungewöhnliche Zutaten für die Liebe.

Ich bin so wild auf deinen Erdbeermund

Naschen erlaubt: Erdbeeren sind nicht nur mit Zucker aus der Schüssel ein Genuss.
➤ Lassen Sie Ihn die roten Liebesfrüchte doch einfach mal auf Ihrem gesamten Körper drapieren, mit etwas Sahne garnieren und langsam vernaschen. Wetten, dass Erdbeeren plötzlich zu seiner absoluten Lieblingsfrucht werden? Das gleiche funktioniert übrigens auch mit

tipp:

SCHARFE STOFFE

Ein Schlaf-T-Shirt aus Baumwolle mag bequem sein und die Biberbettwäsche im Winter schön kuschelig, der Erotik-Faktor ist jedoch gleich null. Experimentieren Sie mal mit erotischen Stoffen:

➤ Kaufen Sie ein Nachthemd aus reiner Seide und fühlen Sie, wie aufregend sich die Haut darunter anfühlt. Streicheleinheiten können mit einem Samthandschuh besonders angenehm sein, und Satin-Bettwäsche ist allemal einen sündigen Versuch wert.

Cocktailtomaten. Von Kirschen ist abzuraten – wohin mit den Steinen in einem so romantischen Moment?

Süße Schauer

Ein Kälteschock der besonderen Art:
➤ Spüren Sie einfach mal, wie toll erregend es sich anfühlt, wenn Ihr Liebster mit einem Eiswürfel sanft über Ihren Hals, das Dekolleté, die Brüste fährt. Sieht

außerdem auch ganz schön sinnlich aus, wenn sich die Brustspitzen durch den Kälte-Kitzel plötzlich aufrichten und kleine Wassertröpfchen über den Körper zum Bauchnabel kullern …

Schmetterlinge auf der Haut

Hände können streicheln, eine Feder kann wunderbar zart kitzeln. Am schönsten funktioniert das mit einer größeren Pfauenfeder.
➤ Beginnen Sie ganz langsam an den Zehen, streichen Sie über den Fußspann an Knöcheln und Schienbeinen hoch bis zum Knie. Lassen Sie sich viel Zeit, fahren Sie eventuell sogar noch einmal hin und zurück. Dann geht's weiter: über die Innen- und Außenseite der Schenkel bis zum Bauch. Lassen Sie den Intimbereich und die empfindsamen Brüste erst einmal aus, um die Erregung und die Lust auf mehr zu steigern.

Wie das Finale aussieht, liegt ganz an Ihnen …

Wonne in der Wanne

Lust auf Liebe, aber im Kopf schwirrt alles mögliche umher, das eher abtörnt?

Entspannung pur

Schalten Sie den Alltag einfach ab, mit einem herrlich entspannenden Bad in der Wanne – allein oder zu zweit. Als Badezusatz können Sie fertig gekaufte nehmen oder sich Ihr Wohlfühlbadeöl einfach selbst mischen.

Das Lasst-mich-doch-alle-in-Ruhe-Bad

Es gibt so Momente, da will man nichts hören und sehen, sondern einfach mit sich allein sein, um aufzutanken.
➤ Also, Musik an und ein Bad genießen, das Sie wieder mit der Welt versöhnt. Das geben Sie ins warme Wasser:

3 Tropfen Lavendel
3 Tropfen Melisse
3 Tropfen Orange
in 1 Tasse Sahne verrührt

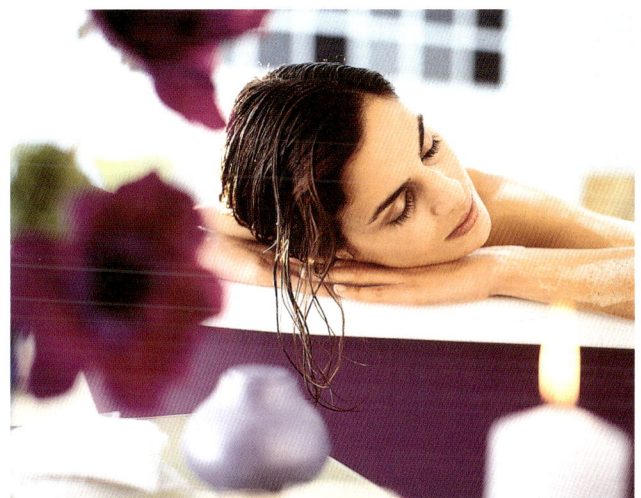

Ob allein oder zu zweit – ein Bad entspannt, wärmt, gibt wohlige Gefühle und ist ein idealer Auftakt für genüsslich-sinnliche Stunden.

Lavendel und Melisse gelten als ideale Anti-Stress-Öle, Orange sorgt für den sonnigen, fröhlichen Kick in der Mixtur. Wetten, dass Sie nach 20 Minuten in der Wanne diese herrliche Leichtigkeit des Seins wieder spüren?

Der Rosen-Kick

Rosenduft macht vor allem Frauen sinnlich. Ein Luxusbad für Body & Soul können Sie sich ganz einfach mixen.
➤ Geben Sie in eine große Packung Bade-Meersalz 1 bis 2 Tropfen Rosenöl. Füllen Sie das Ganze in ein schönes Glasgefäß, schütteln Sie es vorsichtig, und lassen Sie die Mixtur einige Tage stehen.
➤ 500 Gramm Meersalz sollten Sie mindestens für ein Vollbad in die Wanne geben, sonst kann sich die tolle Wirkung nicht entfalten. Denn Meersalz zieht überflüssiges Wasser aus dem Gewebe, weckt müde Hautzellen und beruhigt durch seinen hohen Gehalt des Anti-Stress-Minerals Magnesium.

Das Salz zunächst in sehr heißem Wasser auflösen, dann kühleres Wasser zulaufen lassen. 36 bis 39 Grad sind ideal, länger als 20 Minuten sollten Sie nicht in der Wanne bleiben. Hinterher kurz lauwarm abduschen und gut eincremen.

Die Verführ-mich-Mixtur

So, jetzt sind Sie beide dran. Gemeinsame Bäder wärmen auf in jeder Hinsicht, sie wecken spielerisch die Lust auf Liebe oder helfen Frischverliebten, die zu schüchtern sind, gleich den direkten Weg ins Schlafzimmer zu gehen.

Der absolute Verführer:

5 Tropfen Muskatellersalbei
3 Tropfen Jasmin
3 Tropfen Ylang-Ylang
3 Esslöffel Honig
1 Becher Sahne

Der Duft benebelt die Sinne aufs Angenehmste, Honig und Sahne machen die Haut streichelzart. Vielleicht noch ein Glas Sekt oder Champagner dazu – das erwärmt garantiert nicht nur das Herz.

Der Wannen-Quickie

Nein, nicht was Sie jetzt vielleicht denken. Hinter diesem Quickie verbirgt sich ein Bad,

das durch seine Zutaten die Durchblutung stark anregt (ideal auch als Auftakt zu einer erotischen Massage):

4 Tropfen Ingwer
3 Tropfen Muskatellersalbei
2 Tropfen Schwarzer Pfeffer
1 Tropfen Zimt
1 Tasse Sahne oder Milch

Die würzige Note dieser Bademixtur gefällt besonders Männern. Achtung: Sehr empfindliche Haut kann bei durchblutungsfördernden Ölen mit Rötungen oder auch Brennen reagieren. Wenn's zu unangenehm ist, raus aus der Wanne, kurz lauwarm und mit etwas mildem Duschgel abduschen.

Das Fit-for-Love-Bad

Ein wunderbar aphrodisisch wirkendes Bad, das zugleich anregt und erfrischt, zaubern Sie mit folgenden Zutaten:

3 Tropfen Ylang-Ylang
2 Tropfen Jasmin
2 Tropfen Neroli
2 Tropfen Sandelholz
1 Tasse Sahne oder Milch

info:

EIN SAHNIGES VERGNÜGEN

Wasser und Öl – das vermischt sich leider nicht. Gibt man die ätherischen Öle einfach so ins Wasser, schwimmen sie auf der Oberfläche und können ihre Wirkung nicht so gut entfalten.
► Kleiner Trick: Rühren Sie die Aromamischung einfach in einen halben Becher süße Sahne oder Milch ein. Beides dient als Emulgator und sorgt dafür, dass sich die Öle im Wasser lösen. Unverdünnt sollten Sie ätherische Öle (außer Teebaum und Lavendel) übrigens nie auf die Haut geben, sie auch nur äußerlich anwenden und immer niedrig dosieren.

Touch me, Baby
Streicheleinheiten für Body & Soul

Die schönste Einstimmung ist eine zärtliche Massage!

Mit den Händen der Liebe

Damit es auch rundum wohltut, hier ein paar Tipps vorab:
➤ Ein warmer Raum, leise Musik und ein duftendes Massageöl schaffen die Atmosphäre für sinnlichen Genuss.
➤ Verreiben Sie etwas Massageöl in den warmen Händen (vorher aneinander reiben), und lassen Sie sie erst einmal auf dem Körperteil ruhen, den Sie massieren. Spüren Sie die Wärme der Haut, lassen Sie Ihre Wärme und Zärtlichkeit zu Ihrem Partner hinüberwandern.
➤ Nehmen Sie nie beide Hände zugleich weg, um den Kontakt und den Energiefluss nicht zu unterbrechen!
➤ Und: Massieren Sie nur mit kurzen Fingernägel, wenn Sie keine Kratzspuren hinterlassen wollen …

Fußreflexzonen-massage

Bei der Fußreflexzonenmassage geht man davon aus, dass bestimmte Punkte an den Füßen über Energiebahnen mit bestimmten Körperbereichen in Verbindung stehen. Durch Massage der Füße werden Energien aktiviert und so zum Beispiel die Genitalien, Drüsen und Lustzonen im Gehirn positiv beeinflusst.

➤ Die drei »erotischen« Punkte am Fuß liegen
1. in der Mitte der Ferse (Harmonisierung der Geschlechtsorgane),
2. in der Fußmitte (aktiviert die Nebennierenhormone)
3. und in der Mitte der großen Zehen (aktiviert die Hypophyse).
Massiert wird mit dem Daumen in kleinen kreisenden Bewegungen mit sanftem

Druck – je Zone mindestens 30 Sekunden lang.
➤ Anschließend die Füße mit Massageöl sanft einreiben.

Kopfmassage

Wer gestresst ist, spürt das oft als Verspannung in Schultern, Nacken, Hals und Hinterkopf. Eine Kopfmassage läßt Sie wieder ganz entspannt im Hier und Jetzt sein.

1. Massieren Sie mit den Fingerspitzen und sanftem Druck auf der Stirnmitte rund 15 Kreise, weiter über die Schläfen und Wangen bis zum Kinn mit jeweils 10 bis 15 kreisenden Bewegungen.
2. Massieren Sie nun die Kopfhaut in sanft kreisenden Bewegungen.
3. Legen Sie abschließend die Hände flach ohne Druck eine Minute lang auf das Gesicht.

Bauchmassage

Der Bauch ist besonders sensibel und empfänglich für Massage – man könnte auch sagen, dass er die größte erogene Zone des Körpers ist. Sanfte Berührung am Bauch tut außerdem der Seele besonders gut und läßt die Atmung tiefer werden.
➤ Wer massiert wird, sollte direkt vorher nichts essen oder trinken. Für einen vollen Magen kann Massage sehr unangenehm sein.
1. Massieren Sie im Uhrzeigersinn mit sanftem Druck – beginnend mit einer Hand

---

info:

DIE GEHEIMEN LUSTSCHALTER

Allgemeingültige Aussagen über die erogenen Zonen bei Mann und Frau kann man leider nicht machen. So empfindet der eine das Streicheln der Füße als sehr erotisch, den anderen kitzelt's nur unangenehm. Ein kleiner Body-Check zum Austesten:

● Seine Lust-Zonen: Ohrläppchen, Nacken, Schultern, Nabel, Achselhöhlen, Handflächen, Innenseite Oberschenkel, Penis, Hoden, Po, Damm (Stelle zwischen Hoden und After), Kniekehlen, Zehenspitzen.

● Ihre Lust-Zonen: Haaransatz, Stirn, Lider, Wangen, Mund, direkt unter der Unterlippe, Ohrläppchen, Nacken, Hals, Arme, Beine, Rücken, Hüften, Bauch, Busen, Vaginaeingang, Schamlippen, Klitoris, Damm, Po, G-Punkt.

---

unterhalb des Bauchnabels in immer größer werdenden Kreisen, 6- bis 10-mal.
2. Lassen Sie beide Hände im Uhrzeigersinn in großen

Kreisen über den Bauch gleiten: Während die rechte den Kreis nach unten beschreibt, streicht die linke nach oben. Wenn sich die Hände begegnen, heben Sie eine Hand über die andere und legen sie gleich wieder auf den Bauch.
3. Massieren Sie dann sanft nur gut gepolsterte Stellen seitlich von Taille und Hüfte, indem Sie mit Ihren Fingerspitzen kreisend kneten.
4. Zum Abschluss streichen Sie mit flachen Händen und sanftem Druck vom Unterbauch über das Brustbein bis zu den Schultern und zurück.

Beinmassage

Eine Massage, die Frauen besonders genießen – denn die Beine sind oft »Frust-Zonen«, an denen es alles Mögliche auszusetzen gibt. Umso schöner, wenn sich der Liebste ihnen mal ausführlich und zärtlich widmet.
➤ Die Partnerin liegt zuerst auf dem Bauch.
1. Streichen Sie jeden Unterschenkel mit leichtem Druck

mehrfach aus: vom Fußge-
lenk bis hoch zum Knie und
wieder zurück.

2. Die Waden von unten
nach oben mit den Finger-
rücken der geballten Faust
hoch- und mit der flachen
Hand zurückstreichen.

3. Die Innen- und Außensei-
ten der Oberschenkel hoch
kneten und runter streichen.

➤ Nachdem sich die Partnerin auf den Rücken gelegt
hat, die Vorderseite genauso
massieren (ohne Schritt 2).

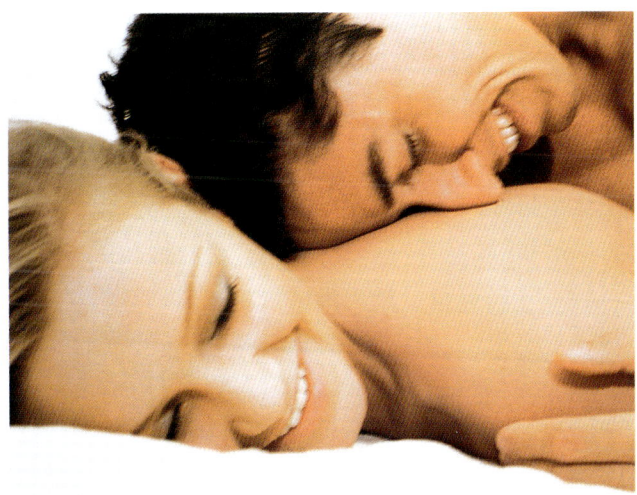

Stimmen Sie sich langsam auf die Liebe ein – aus einer zärtlichen Massage kann dann ganz von selbst mehr entstehen …

Brustmassage

Die Brust ist bei Frauen, aber
auch bei vielen Männern,
eine höchst erogene Zone.

➤ Wichtig für Männer:
Gehen Sie behutsam vor, da
die Brüste der Frau selbst
keine Muskeln, sondern nur
Drüsen sind und deshalb keinen starken Druck vertragen.

1. Setzen Sie sich hinter Ihre
Partnerin, lassen Sie ihren
Kopf in Ihrem Schoß ruhen,
und streicheln Sie von den
Rippen mit beiden Händen
sanft nach oben zwischen
ihren Brüsten hindurch. Massieren Sie jetzt den Bereich
des Brustbeins in sanft kreisenden Bewegungen. Strei-
chen Sie dann wieder zwi-
schen den Brüsten hinunter,
und fahren Sie die Rundung
am Brustansatz nach.

2. Gleiten Sie mit flachen
Händen und sanftem Druck
über die rechte Brust zur lin-
ken Schulter und mit der
anderen Hand über die linke
Brust zur rechten Schulter.

3. Umspielen Sie die Brust-
warzen mit einem Finger in
immer enger werdenden
Kreisen, und nehmen Sie sie
schließlich sanft zwischen
zwei Finger. Kneten Sie die
Brustspitze sanft, manche
Frauen mögen dort allerdings
auch etwas stärkeren Druck.

➤ Wichtig: Das soll keine
starre »Gebrauchsanweisung«
sein, nach der Sie sich streng
richten müssen. Auch Küsse
auf die Brustspitzen, sanftes
oder auch festeres Saugen
und Lecken können sehr erregend sein – probieren Sie
es einfach in aller Ruhe aus!

Missionar
oder Mach-mir-den-Hengst?

Natürlich hängt das Liebes-
glück nicht von der richtigen Stellung ab. Aber einige
machen einfach mehr Spaß
und Lust – vor allem Frauen.

Traditionell:
die Missionarstellung

Auch wenn die Missionar-
stellung als spießig gilt – sie
hat durchaus ihre Vorteile.
Bei dieser Liebesvariante liegt
die Frau auf dem Rücken
und der Mann zwischen
ihren Schenkeln. Man kann
sich prima in die Augen
sehen, leidenschaftlich küssen, streicheln und Liebevolles zuflüstern. Frauen fühlen
sich in dieser Stellung oft
besonders geborgen. Männer
mögen sie oft, weil diese
»überlegene« Position ihnen
ein gewisses Machtgefühl gibt
und sie ihre Stoßbewegungen
voll unter Kontrolle haben.
Allerdings ist bei der normalen Missionarstellung die

*Wie lustvoll
der Sex wird,
hängt auch
von der Stel-
lung ab –
wenn die
entscheiden-
den Punkte
stimuliert
werden und
erregende
Fantasien ins
Spiel kom-
men, kann's
abgehen zum
Höhepunkt ...*

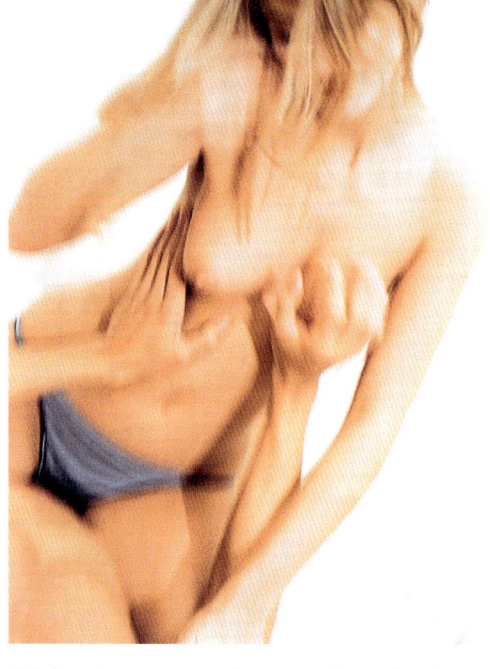

Reizung des weiblichen Lust-
zentrums, der Klitoris und
des G-Punkts, eher gering.
➤ Clevere Frauen legen deshalb ein Bein auf den Rücken
ihres Partners und können so
mit leichtem Druck dafür
sorgen, dass der Penis gegen
die Vorderwand der Vagina,
an der sich der G-Punkt be-
findet (Seite 36), drückt.

Dominierend:
die Reiterstellung

Viele Pärchen finden es besonders erregend, wenn sie
auf ihm sitzt. Das hat mehrere Vorteile: Man kann sich

anschauen, er kann ihre Brüste, Rücken und Po streicheln
und das Eindringen des Penis
in die Vagina gut beobachten.
Für die Frau hat es den Vorteil, dass sie die Bewegungen
besser kontrollieren und das
machen kann, was sie am
meisten erregt. Frauen genießen auch oft das Machtvolle
an dieser Position, und Männer törnt diese Dominanz an.
➤ Als Steigerung kann sie
seine nach oben ausgestreck-
ten Arme an den Händen
festhalten und ihm so sugge-
rieren, dass er ihr völlig
wehrlos »ausgeliefert« ist.

➤ Reizvoll ist auch die Variante, bei der sie mit dem Rücken zu seinem Gesicht auf ihm hockt. Viele Männer macht es sehr an, den Po und die Schenkel ihrer Liebsten dabei zu sehen und zu genießen, wie der Penis langsam in sie eindringt. Auch die gewisse Anonymität durch den verhinderten Blickkontakt kann zusätzlich stimulierend wirken.

Innig: die Schaukelstellung

Stellungen im Sitzen sind für viele Pärchen sehr erotisch, weil sie etwas besonders Inniges und Liebevolles haben. Der Mann sitzt dabei einfach aufrecht, die Frau setzt sich mit gespreizten Beinen auf seinen Schoß. Die Bewegungsfreiheit in dieser Stellung ist etwas eingeschränkt
➤ Raffinierter Stellungswechsel: Beide Partner lehnen sich zurück und öffnen die Schenkel. So haben sie freie Sicht auf das Lustzentrum – ein Anblick, der ganz schön prickeln kann.

Zärtlich: die Seiten-Stellung

Viele Frauen liegen gerne »Löffelchen«: seitlich mit leicht angewinkelten Beinen, der Partner direkt dahinter. Beim »sexy Löffelchen« dringt der Partner von hinten ein. Vorteil: Er kann ihren Nacken küssen, die Brüste und die Klitoris wunderbar stimulieren.

Tierisch: die Von-hinten-Stellung

Sie kniet, er dringt von hinten in sie ein – diese Stellung nennt man auch *a tergo*.

Sie ist zwar nicht besonders romantisch, aber viele Paare finden sie besonders scharf, weil sie etwas Animalisches, Wildes hat. Kunststück: Im Tierreich findet Sex immer in dieser Stellung statt. Frauen finden es außerdem machmal ganz aufregend, sich dieser gewissen Unterlegenheit hinzugeben – im normalen Leben können die Uhren ja ganz anders ticken. Männer genießen das Gefühl der Dominanz meistens ebenfalls und können ihre Partnerin außerdem ideal an Brüsten, Po und Klitoris stimulieren.

tipp:

LÄNGER LIEBEN

Männer haben oft ein kleines Problem: Wenn sie sehr erregt sind oder länger keinen Sex hatten, kommen sie in sehr kurzer Zeit zum Orgasmus. Nicht immer begeisternd, wenn man sich auf ein ausgedehntes Liebesspiel eingestellt hatte. Doch es gibt einen Trick, damit er länger kann: Der »Jen-Mo-Punkt« gilt als *das* Verzögerungs-Wunder! Er liegt als kleine Einbuchtung zwischen dem After und dem Hodensack. Wenn der Mann spürt, dass er kurz »davor« ist, also unmittelbar vor dem Samenerguss, sollte er mit zwei oder drei Fingern nicht zu kräftig, aber auch nicht zu sanft, auf diese Stelle drücken. Das Beste: Er spürt einen Orgasmus , aber ohne Ejakulation, und die Erektion bleibt bestehen.

Die Last mit der Lust

Viele glauben, dass zu richtig gutem Sex auch ein Orgasmus gehört. Das Problem dabei: Männer bekommen ihn fast immer ohne Mühe, Frauen brauchen oft länger bis zum Höhepunkt oder haben auch manchmal gar keinen Orgasmus. Gespielte Orgasmen sind deshalb keine Seltenheit. Doch die nützen keinem – der Frau schon gar nicht, aber auch nicht dem Mann, weil er schließlich glaubt, mit seinen Liebestechniken Frauen um den Verstand zu bringen. Besser: Lassen Sie ihn wissen, was Frauen wirklich wünschen.

Orgasmus – vaginal, klitoral, ganz egal?

Der Psychologe Sigmund Freud war es, der uns weismachen wollte, dass nur vaginale Orgasmen wahre Orgasmen sind. Klitorale Höhepunkte seien minderwertig und unreif. Heute weiß man, dass es eigentlich nur klitorale Orgasmen gibt oder zumindest alle Orgasmen ihren Ursprung an der Klitoris haben. Deshalb ist bei allen Liebestechniken das Streicheln der Klitoris superwichtig. Die wenigsten Frauen bekommen allein durchs Eindringen einen Orgasmus.

Wer Oh sagt, muss erst G finden

Auch der »G-Punkt«, der an der Vorderseite der inneren Scheidenwand liegt, kann bei Stimulation sehr intensive Orgasmen auslösen, die manche Frauen als tiefer und explosiver empfinden als bei reiner Reizung der Klitoris.

➤ Falls Sie ihn aufspüren wollen: Tasten Sie an der Vorderseite der Scheide entlang. Die ersten Berührungen des G-Punkts fühlen sich manchmal so an, als ob man urinieren müsste. Streicheln Sie dann weiter, fühlt sich dieser Punkt meist wie eine kleine Bohne an und kann sehr intensive Gefühle auslösen.

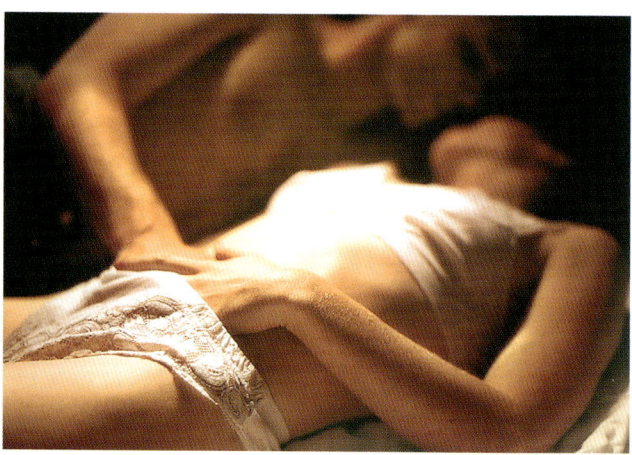

Zeigen Sie ihm einfach, was Sie in die höchsten Wonnen beamt.

Turnstunde für die Liebe

Hier und da eine Sportstunde für Lust und Liebe kann auch helfen. Beckenbodentraining heißt das Zauberwort. Die Beckenbodenmuskulatur umschließt Vagina, Harnröhre und Anus. Ist dieser »PC-Muskel« (Pubococcyneal-Muskel) geschwächt, etwa nach einer Geburt und durch mangelndes Training, ist das für die Lust nicht förderlich.

Beckenbodentraining

Stärkt man den PC-Muskel durch gezieltes Training, kann sich damit der Spaß am Sex und vor allem auch die Orgasmusfähigkeit erhöhen. Indem Sie den Muskel bewußt zusammenziehen, können Sie den Penis in der Vagina stimulieren und sich selbst zugleich schneller in den Lusthimmel katapultieren.
➤ Erst einmal sollten Sie ihn jedoch überhaupt aufspüren. Am besten funktioniert das, wenn Sie auf der Toilette den Harnstrahl mal unterbrechen. Genau das übernimmt nämlich der PC-Muskel. Sie können auch zwei Finger in Ihre Vagina stecken und versuchen, sie tiefer »einzusaugen« – dafür ist ebenfalls der PC-Muskel zuständig.
Gelingt es Ihnen während der Kontraktion nur mit Mühe, die Finger wieder herauszuziehen, ist Ihre Beckenbodenmuskulatur gut trainiert. Ansonsten sollten Sie regelmäßig diese Übung machen:
➤ Stellen Sie sich entspannt hin, Füße etwa hüftbreit, und beugen Sie die Knie leicht. Spannen Sie Ihren PC-Muskel an und halten Sie die Spannung fünf Sekunden lang. Entspannen Sie den Muskel ebenfalls fünf Sekunden lang. Versuchen Sie dann langsam, die An- und Entspannungsphasen auszudehnen. Atmen Sie dabei normal weiter, nicht im Rhythmus der Übung.

Es gibt übrigens Beckenbodentrainings-Kurse, die von Hebammen oder Frauenzentren durchgeführt werden.

tipp:

SICH SELBST SPÜREN

Hand aufs Herz: Wissen Sie, wie Ihre Vagina wirklich aussieht, wie sie sich genau anfühlt oder gar, wie sie schmeckt? Tatsache ist, dass sich viele Frauen zwar intensiv mit der Pflege ihres Körpers beschäftigen, der Schambereich aber buchstäblich im Dunkeln liegt. Gehen Sie deshalb einfach mal auf Erkundungsreise, denn erst, wenn Sie genau wissen, was Ihnen gefällt, können Sie das auch dem Partner mitteilen.

➤ Nehmen Sie sich einen Handspiegel und schauen Sie sich Ihre Vagina genau an. Sind die Schamlippen klein oder groß? Ist die Haut eher bräunlich oder rosig? Wie fühlen sich leichte Berührungen von Schamlippen und Klitoris an? Mögen Sie es lieber, gerieben, massiert oder gezupft zu werden? Probieren Sie an Ihrem Finger, wie Ihre Vagina schmeckt. Viele Frauen sind überrascht, wie angenehm dieses Aroma ist.

Liebe und mehr

Alles, was die Liebe spannend macht und die Glut (neu) entfacht

Warum man von Zeit zu Zeit mal in fremden Betten Spaß haben sollte, welche Zutaten in ein Liebesmenü gehören und was die Lust auf Liebe garantiert killt? Hier finden Sie die besten Tipps – vom Erotik-Wochen- ende zu Hause über romantische Nächte im Hotel bis zu An- und Abtörnern beim ersten Date.

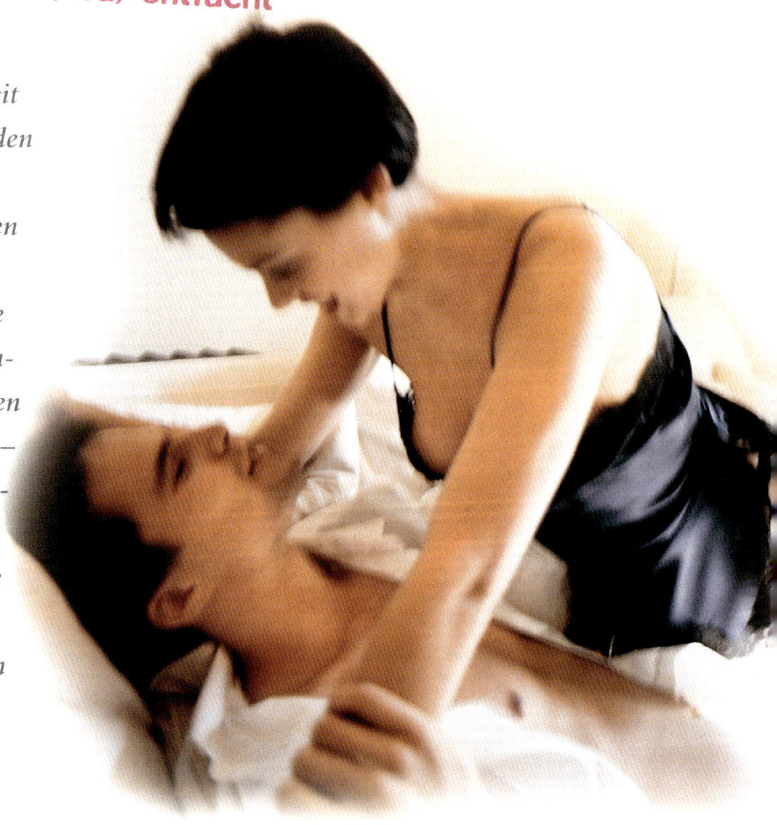

Aphrodites heißes Weekend

Endlich: Ein langes Liebes-Wochenende nur für Sie beide. Damit's auch wirklich ein Hit wird, sollten Sie vorher einiges festlegen:

➤ Fernseher und Radio bleiben aus. Wenn Musik, dann nur ausgesuchte CDs (Tipps siehe Seite 41). Das Telefon sollten Sie einfach leise-, den Anrufbeantworter anstellen. Und schon kann's losgehen. Der ideale Auftakt ist ein …

Prickelndes Frühstück

➤ Kaufen Sie dafür am besten schon freitags ein, so müssen Sie am Samstag keinen Schritt aus Ihrem Liebesnest tun. Auf der Liste sollten stehen: Sekt oder Champagner, edler Aufschnitt und Käse nach Belieben (Trüffelleberwurst gehört zu den Scharfmachern), Marmelade, Honig (damit kann man ja auch noch andere Sachen

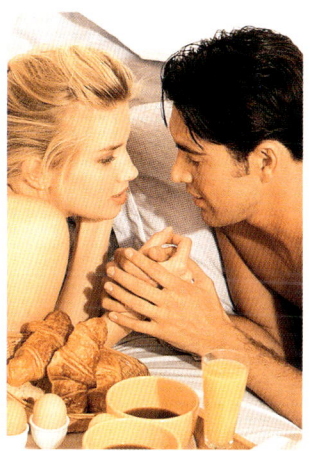

Sich morgens richtig Zeit nehmen für Kaffee und andere Genüsse … so fängt das Wochenende gut an.

machen), Eier (gehören ebenfalls zu den klassischen Aphrodisiaka), Toast oder Baguette zum Aufbacken, frisches Obst.

➤ Wichtig: Decken Sie den Frühstückstisch oder das Tablett (falls Sie lieber im Bett krümeln) besonders liebevoll. Arrangieren Sie Aufschnitt und Käse auf schönen Tellern, füllen Sie Marmelade und Honig in kleine Glasschüsseln, legen Sie den Brotkorb mit einer Stoffserviette aus, dekorieren Sie jeden Teller mit einer kleinen Blüte.

Zeit ist Luxus

Lassen Sie sich alle Zeit der Welt beim Essen. Wenn Sie zwischendurch auf »dumme« Gedanken kommen, lassen Sie sich einfach treiben – weiter frühstücken können Sie auch später noch …

Liebesmenü für Zwei

Als Auftakt oder Höhepunkt Ihres Weekends: Für einen aufregenden Abend zu zweit hier ein komplettes Menü – so können Sie weiter ausprobieren, ob und wie aphrodisische Köstlichkeiten wirken. Damit auch Vegetarier mitschlemmen können, ist es fleischlos gehalten. Dafür können Sie beim Thai-Curry wählen, ob Sie es mit oder ohne Hühnerfleisch kochen.

Aperitif: Lychee-Liebling

Lychees, die kleinen saftigen Früchte aus Asien, gelten als sehr erotisch. Man bekommt sie bei uns manchmal frisch, aber auch in Dosen. Für diesen Aperitif brauchen Sie:

*1/2 Flasche Champagner,
   Prosecco oder Sekt
1 kleine Dose Lychees
4 cl Lychee-Likör*

➤ Geben Sie jeweils zwei Lychees in eine Sektflöte, dazu den Lychee-Likör, und füllen Sie das Ganze mit Sekt, Prosecco oder Champagner auf. Wenn Sie keinen Lychee-Likör bekommen, können Sie auch etwas von dem Lychee-saft aus der Dose nehmen.

Vorspeise: Fenchel-Verführer

Fenchel gehört zu den klassischen Scharfmachern. Sein intensiver, anisähnlicher Geschmack macht Lust auf mehr. Diesmal ein ungewöhnliches Rezept, bei dem das interessante Aroma des Fenchels durch die hauchdünne Zubereitung besonders gut zur Geltung kommt.

*1 Fenchelknolle
30 Gramm Parmesankäse
etwas Limettensaft
2 Esslöffel Walnussöl
Salz*

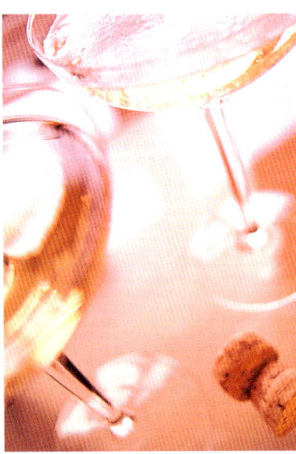

Wie wär's mit Champagner schon in der Küche? Damit das Kochen zum sinnlichen Vorspiel wird ...

➤ Fenchel putzen und halbieren, mit dem Gemüsehobel in hauchdünne Scheiben schneiden. Auf zwei Tellern schön drapieren. Öl mit Limettensaft und Salz verrühren und über die Fenchelscheiben geben. Parmesan darüber hobeln.

Zwischengang: Pasta mit Passion-Pesto

Dieses leichte Nudelgericht schmeckt so gut, wie es duftet. Dafür sorgen viel frisches Basilikum und ein Hauch Knoblauch.

*150 Gramm Linguine oder
   Spaghetti
1 Bund Basilikum
10 Gramm Pinienkerne
1 Knoblauchzehe
10 Gramm frisch geriebener
   Parmesan
20 ml Olivenöl*

➤ Nudeln in einem Topf mit sprudelndem Salzwasser *al dente* kochen. Abtropfen lassen und wieder zurück in den Topf geben. Während die Nudeln kochen, Pinienkerne, Basilikum, Knoblauch und den Parmesan im Mörser, in der Küchenmaschine oder im Blitzhacker fein pürieren und das Olivenöl im dünnen Strahl unterrühren. Mit Salz und Pfeffer würzen. Pesto mit den heißen Nudeln vermischen und sofort servieren.

Hauptgericht: Thai-Liebescurry

Für viele gehört die thailändische Küche mit ihren Gewürzen zu den besten der Welt. Zitronengras, Zitronenblätter, Chilies und Currypasten sind raffiniert im Geschmack, die Gerichte leicht und ganz schnell zubereitet.

Die meisten Zutaten bekommen Sie in Asien-Läden, oft auch in den Lebensmittelabteilungen großer Kaufhäuser.

1 Dose Kokosmilch (ungesüßt)
200 Gramm Hühnerbrust
 (vegetarisch: 1 kleine Dose
 Bambussprossen)
6 kleine Maiskölbchen
2 Thai-Auberginen
1/2 Teelöffel Speisestärke
1 Esslöffel rote Currypaste
1 Teelöffel Zucker
1 Esslöffel Fischsoße
3 Zitronenblätter
1 rote Chili
1 Bund Thai-Basilikum

➤ Kokosmilch in einem Topf aufkochen lassen, Hähnchenfleisch in Würfel schneiden und dünn mit der Speisestärke einreiben. Thai-Auberginen vierteln und zusammen mit dem Huhn und den Maiskölbchen in die Kokosmilch geben. Fünf Minuten sanft köcheln lassen. Currypaste, Zucker und Fischsoße dazugeben und

nochmals fünf bis acht Minuten köcheln lassen. Zum Schluss die in ganz feine Streifen geschnittenen Zitronenblätter, die feingehackte Chili einrühren und die Basilikumblätter drüberstreuen.

➤ Dazu schmeckt am besten thailändischer Duftreis, aber auch indischer Basmatireis.

Dessert: Wonne-Pfirsich

Pfirsiche sehen schon von außen sehr sinnlich aus, Maraschinolikör gibt ein feines Aroma dazu. Am besten schmeckt's mit frischen Pfirsichen, aber auch die Dosenvariante tut's.

1 großer, reifer, geschälter
 Pfirsich oder zwei Hälften
 aus der Dose
2 Kugeln Vanilleeis
2 Maraschinokirschen (Glas)
1 Esslöffel Maraschinolikör

Legen Sie die Pfirsichhälften in zwei Schalen, geben Sie das Eis hinein und garnieren Sie das Ganze mit der Kirsche. Zum Schluss träufeln Sie den Maraschinolikör drüber.

Der passende Wein

Statt des Aperitivs können Sie als Auftakt auch einen Rosé-Champagner oder -Sekt servieren, schon wegen seiner schönen Farbe. Ideal zu den übrigen Gängen: ein Weißwein wie beispielsweise ein australischer Chardonnay oder ein Elsässer Pinot Blanc.

Spiel mit dem Feuer

Lust auf ein Abenteuer? Um so richtig abzuheben aus dem Alltag, könnten Sie an diesem Wochenende mal ein bisschen spielen … Dem Liebesleben kann ein Rollenspiel einen tollen Kick geben. Vor allem, wenn man sich schon länger kennt und um die Vorlieben des anderen weiß. Hier einige Anregungen.

Reif für die Insel?

Auch im heimischen Freibad oder am Baggersee kann man von der Karibik träumen. Besonders raffiniert wird so eine Insel-Fantasie natürlich mit dem richtigen Lover dazu. Stellen Sie sich doch einfach mal vor, dass Sie Ihren Partner da drüben auf dem Handtuch noch nicht kennen. Sprechen Sie ihn erst zaghaft an, beginnen Sie dann einen heißen Flirt mit ihm und baggern Sie, was das Zeug hält. Halten Sie sich auch mit eindeutig zweideutigen Bemerkungen nicht zurück. Hier können Sie

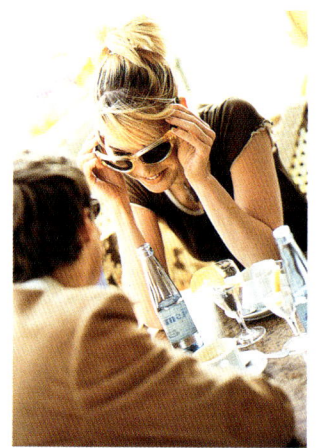

Mal fremd-tun kann einer alten Liebe ganz schön gut tun!

schließlich nichts verlieren oder falsch machen, sondern eigentlich nur zu zweit davon profitieren. Und wer weiß, vielleicht endet so ein heißer Tag am See ja mit einem stürmischen Liebesabenteuer im heimischen Bett.

Setzen, Sex!

Viele Frauen und Männer törnen kleine Machtspielchen bei der Liebe mächtig an. Sehr beliebt ist beispielsweise die Schüler-Lehrerin-Nummer, gern auch in der entsprechenden Verkleidung. Oder empfangen Sie ihn

doch mal in einem eindeutig-provokanten Outfit mit High Heels, Mini und knappem Blüschen, und spielen Sie mit naiver Miene das Praktikantin-Chef-Spiel, dass selbst Monica Levinsky vor Neid erblassen würde.

Haben wir uns nicht schon mal irgendwo gesehen?

Einen Versuch wert ist auch ein »Blind Date« im Restaurant. Legen Sie ihm einfach einen Zettel in seinen Kalender »Heute abend um acht im Restaurant xy, du erkennst mich an der Süddeutschen Zeitung auf dem Tisch«. Er wird kommen, vielleicht etwas verblüfft auf Sie zugehen, und dann beginnen Sie einfach Ihr Spiel. Fragen Sie ihn, ob er länger in der Stadt ist, was er hier tut und so weiter. Vermutlich wird er auf das Spiel einsteigen. Zu vorgerückter Stunde fragen Sie ihn, ob er Sie nach Hause fahren könne. Und dann laden Sie ihn einfach noch auf einen Kaffee zu sich nach oben ein …

Szenenwechsel Hotelzimmer

Sicher, man schläft im eigenen Bett am besten. Aber wer will schon immer schlafen … Ziehen Sie doch einfach mal für ein, zwei Nächte in ein Hotel. Die neue Atmosphäre kann prickelnd wie Brausepulver für die Beziehung sein.

Einsteigen bitte!

➤ Gestalten Sie schon die Anreise anregend. Wollten Sie nicht immer mal das Auto stehen lassen und gemütlich mit der Bahn fahren? Das hat den Vorteil, dass die Anreise für beide entspannend ist. Nehmen Sie sich ein schönes Buch oder Spiel mit, genießen Sie Ihr gemeinsames Mittagessen im Speisewagen und verlängern Sie sich so die Vorfreude.

Das perfekte Setting

➤ Im Hotel angekommen, testen Sie erst einmal die Spaßmöglichkeiten. Bestehen Sie unbedingt gleich beim Check-in auf einem Doppelbett, auch »Queen Size« oder »King Size« genannt. Sonst müssen Sie vielleicht mühsam zwei Einzelbetten zusammenrücken. Fragen Sie auch, ob das Zimmer ruhig gelegen ist – sonst weckt Sie vielleicht morgens um sechs zärtlich der Müllwagen.

➤ Wenn Sie Ihr Zimmer so schnell nicht wieder verlassen wollen, ordern Sie einfach Ihr Abendessen nach oben. Das Dessert können Sie dann zwanglos selbst gestalten …

tipp:

WIE MAN SICH BETTET …

Vielleicht ist ein Ausflug ins Hotel der beste Weg, um mal auf neuen Wegen zu gehen. Wenn Sie bisher der Meinung waren, dass Sex nur im Bett stattfinden kann, probieren Sie jetzt mal was Neues aus. Dusche, Badewanne, der Waschbeckenrand, aber auch Sessel oder Tisch sind Orte, an denen es sich ebenfalls prima lieben lässt.

Für Schaumschläger

Doch so ein Hotelzimmer hat nicht nur ein Bett, sondern auch ein Badezimmer. Die Wanne ist meist größer als zu Hause und manchmal sogar ein Whirlpool. Das Schönste:
➤ Plantschen können Sie hier nach Herzenslust und auch die Handtücher dürfen hinterher auf dem Boden landen – schließlich gibt's ja Zimmermädchen, die alles wieder in Ordnung bringen.

Da schau her

Danach darf's vielleicht etwas fürs Auge sein. »Heute« und die »Sportschau« sollten allerdings tabu bleiben.
➤ Dafür gibt's aber in den meisten Hotels »Pay TV«. Vielleicht ist ja im »Erwachsenenprogramm« etwas für Sie dabei: Dahinter verbergen sich oft ganz nette Pornofilme, meist hat man sogar die Auswahl zwischen zwei oder drei der scharfen Streifen. Investieren Sie einfach mal die 25 Mark, vielleicht bringt Sie das auf ungeahnte Ideen.

Das erste
Date!

Herzklopfen bis zum Hals, sechsmal umziehen, und der kleine Pickel am Kinn scheint stündlich zu wachsen. Kommt Ihnen das bekannt vor? So oder ähnlich laufen meistens die letzten Minuten vor dem ersten Date mit einem neuen Lover ab. Bevor Sie noch total abheben –

Calm down!

Zum Date gehen Sie sicher einige Schritte zu Fuß. Machen Sie dann einfach die Zen-Gehmeditation:
➤ Ganz langsam gehen und bewusst beispielsweise drei Schritte beim Einatmen, vier beim Ausatmen machen. Finden Sie Ihren Rhythmus und konzentrieren Sie sich darauf.
➤ Im Restaurant hilft der Zehentrick, unauffällig unterm Tisch gemacht: Schuhe abstreifen und Zehen so fest wie möglich einrollen, als ob Sie etwas damit greifen wollten. Halten Sie die Anspannung fünfzehn Sekun-

den und dabei möglichst auch die Luft an, beim Relaxen atmen Sie dann aus. Macht garantiert seelenruhig!

Kleider machen Liebe

Auch nicht ganz unwichtig beim ersten Treffen: das Outfit. Lassen Sie sich nicht dadurch verunsichern, dass angeblich alle Männer auf kurze Röcke und tiefe Decolletés stehen. Wenn Sie sich in Hosen am wohlsten fühlen,

tipp:

AUF DEN LETZTEN DRÜCKER

Auch wenn man zum ersten Date besonders schön sein möchte, einige Beauty-Korrekturen sollten kurz vorher unbedingt tabu sein, weil sie unliebsame Spuren hinterlassen könnten. Dazu gehören Augenbrauenzupfen, Pickel ausquetschen, erste Experimente mit Haarwachs, Beine mit Wachs enthaaren oder noch mal schnell eine durchblutungsfördernde Maske auflegen.

sollten Sie die unbedingt auch zum Date anziehen. Wichtig ist ein Outfit, in dem Sie sich sicher und selbstbewusst fühlen. Bloß keine Experimente, also nicht unbedingt das superenge Kleid aus dem Schrank zerren, an dem Sie den ganzen Abend nur rumzupfen müssen. Auch neue Schuhe gehören auf die Tabu-Liste, Blasen und Druckstellen sind das Letzte, was Sie heute abend brauchen. Wer zu hektischen Flecken am Hals und Dekolleté vor lauter Aufregung neigt: Schal oder dünnes Tuch einpacken, das Sie bei Bedarf einfach umwerfen.

Achtung Abtörner!

Es gibt so Dinge, auf die können Männer gar nicht. Und andere, bei denen sich bei Frauen buchstäblich die Nackenhaare aufstellen. Und dann gibt's noch die klassischen Abtörner, die die Lust auf Liebe beiderseits augenblicklich killen. Hier die schlimmsten Liebessünden:

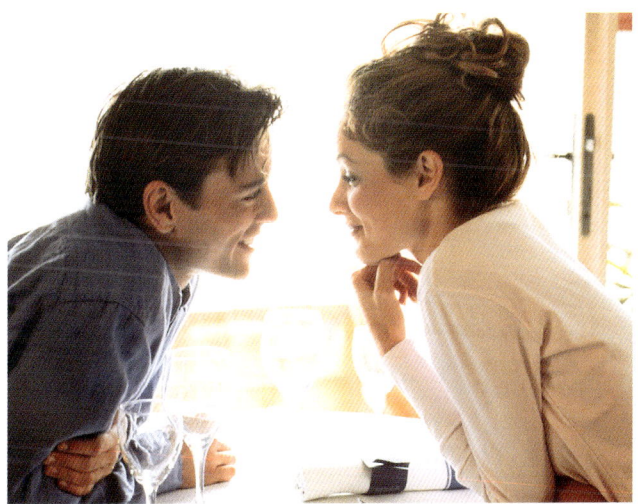

So viel scheint davon abzuhängen! Wenn's ernst wird mit der neuen Liebe, beim ersten »offiziellen« Date, soll doch alles optimal laufen …

Alles so schön bunt hier

In Sachen Make-up stehen Männer meist auf die zarteste Versuchung. Durch zu viel Mascara verklebte Wimpern, Lippenstift auf den Zähnen, abgeblätterter Nagellack oder zu rosastichiges Miss-Piggy-Make-up kommen gar nicht gut. Auch superschwülstige Duftwolken können ihm die Luft nehmen. Im Gegenzug mögen die meisten Frauen gepflegte Männer, für die Deo kein überflüssiger Luxus ist, ein wenig Eau de Toilette einfach dazu gehört und auch eine Gesichtscreme nicht nur was für Schwule ist.

Sachte, sachte

Frauen stehen auf Sensibilität. Männer, die sie schon in den ersten 15 Minuten eines Gesprächs nicht einmal zu Wort kommen lassen, werden das vermutlich auch später nicht tun. Ebenso unerotisch sind notorische Unterbrecher, kleine Egozentriker und Großkotze, die Frauen endlich mal die Welt erklären wollen. Übrigens: Frauen stehen auf nette Gesten und mögen es durchaus, wenn man ihnen die Restaurant-Tür aufhält, in die Jacke hilft oder ums Auto rumgeht, um ihnen die Tür zu öffnen.

Sauer macht lustig?

Auf der Speisekarte sollten Sie einen großen Bogen um Salate machen. Jedenfalls dann, wenn Sie nach dem Essen noch etwas vorhaben. Salate gehören nämlich zu den kühlenden Lebensmitteln, die die Lenden eher lahm als lustig machen. Anderes Abtörn-Food: sauer zubereitete Gerichte, saures Obst und schwere fettreiche Gerichte wie ein Schweinebraten mit Knödeln oder die geröstete Ente mit Erdnusssoße beim Chinesen.

Auf der Liebesgetränkeliste ganz unten steht Bier. Sein Wirkstoff Methylbutenol macht müde und entspannt die Muskulatur. Schön als Schlaftrunk, ganz verkehrt aber als Kick für die Liebe.

Gesucht – gefunden

Hilfreiche Adressen

Hier gibt's Sex-Toys, schöne Dessous, Kondome & Co.:

Orion
  24h-Bestell-Telefon &
  Info-Service: 0461/5040141
  Internet: http://www.orion.de
Beate Uhse
  24h-Bestell-Telefon:
  0180/55669
  Beratungs-Telefon (Mo-Fr.
  7 bis 21 Uhr): 0461/99 66 33
  Internet:
  http://www.beate-uhse.de
Condomi
  Katalog über:
  Condomi Gothe + Partner
  GmbH
  Maastricher Straße 38
  50672 Köln
  Internet:
  http://www.condomi.de
Liebesversand
  http://www.liebesversand.de

Liebes-Infos im Internet:

http://www.sextra.de
  Fragen rund ums Thema Sex,
  Liebe und Verhütung, beant-
  wortet von Pro Familia.
http://liebesuende.de
  Internet-Programm zur TV-
  Sendung von Mo Asumang

Buchtipps

Allende, Isabel: Aphrodite. Eine
  Feier der Sinne; Suhrkamp Ver-
  lag, Frankfurt
Baur, Eva-Gesine: Kleine Philoso-
  phie der Passionen. Dessous;
  dtv, München
Dunwich, Gerina: Liebeszauber –
  Verführen durch Aromen,
  Riten, Liebestränke; Falken Ver-
  lag, Niedernhausen
Fellner, Tara: Aromen für Liebe,
  Lust und Sinnlichkeit; Falken
  Verlag, Niedernhausen
Gutmann-Heger, Anna-Maria:
  Die Lust der Frauen – ein eroti-
  scher Ratgeber; Seehamer Ver-
  lag, Weyarn
Hooper, Anne: Sex Pocket-Guide;
  Mosaik, München
Miketta, Gaby/Tebel-Nagy, Clau-
  dia: Liebe & Sex – Über die
  Biochemie leidenschaftlicher
  Gefühle; Trias, Stuttgart
Neumayer, Josef: Natürliche
  Aphrodisiaka. Lassen Sie sich
  von der Natur verführen;
  Econ & List, München
Sator, Günther: Feng Shui for
  love *und* Feng Shui für Partner-
  schaft und Liebe; *beide:* Gräfe
  und Unzer Verlag, München
Schramm, Karin: Liebeshunger –
  Sinnliche Köstlichkeiten für die
  Stunden zu zweit; vgs Verlags-
  gesellschaft, Köln
Schwarz, Aljoscha/Schweppe,
  Ronald/Pfau, Wolfgang: Aphro-
disiaka – Natürliche Geheim-
  nisse für Lust und Liebe; Haug
  Verlag, Heidelberg
Sesterhenn, Birgit: Natürlich ver-
  hüten? Aber sicher!; Gräfe und
  Unzer Verlag, München
Tisserand, Maggie: Aromathera-
  pie for Love; Heyne Verlag,
  München
Tizian, Monica: Aphrodisiaka –
  die Mittel der Verführung;
  Heyne Verlag, München
Wagner, Franz: Reflexzonenmas-
  sage; Gräfe und Unzer Verlag,
  München
Wellmann, Jutta: Fit for Sex –
  Das neue Body-Feeling; Knaur,
  München
Werner, Cornelia: Das Venus
  Prinzip. Entdecken Sie Ihre
  Sexualität mit allen Sinnen;
  Gräfe und Unzer Verlag,
  München
Werner, Monika: Ätherische
  Öle; Gräfe und Unzer Verlag,
  München
Werner, Monika: Sanfte Massa-
  ge mit ätherischen Ölen; Gräfe
  und Unzer Verlag, München

Sachregister

Wichtiger Hinweis

Die Ratschläge des vorliegenden Buches wurden sorgfältig recherchiert. Alle Leserinnen und Leser sind jedoch aufgefordert, selbst zu entscheiden, ob und inwieweit sie die Anregungen umsetzen wollen. Autorin und Verlag übernehmen keine Haftung für die Resultate.

Über die Autorin

Silke Amthor arbeitet als Journalistin in München für verschiedene Magazine mit den Schwerpunkten Beauty, Wellness und Medizin. Sie hat bereits mehrere Bücher veröffentlicht.

Bildnachweis

Titelbild: Tony Stone

Bavaria/Jakob Finger S. 3, 40; VCL/Bavaria S. 22
Camera Press/N. Nodland S. 2, 38
Folio ID/ Astrid M. Obert-Huber S. 33, 34
Ifa-Bilderteam: IPP U2/S. 1, Bumann S. 16
Jahreszeiten-Verlag: Brettschneider S. 3, 5; H. Gerth S. 7; B. Kumicak S. 8; Ralph Hartmann S. 13; C. Dahl S. 20, 29
Mauritius: AGE S. 10; S. Pearce 26
New Eyes: Retna/K. Bank S. 15; Oredia/Boccabella S. 39;
Stockfood: Luzia Ellert S. 11; Martina Urban S. 11; Maximilian Stock LTD S. 12; TH Foto-Werbung S. 3, 14; Rick Mariani S. 18;
Tony Stone: Chris Harvey S. 3, 21; Joe Polillio S. 4; Charles Thatcher S. 25; Deborah Jaffe S. 27; Ebby May S. 36; Darren Robb S. 2, 42; Serge Krouglikoff S. 44;

Impressum

© 2000 Gräfe und Unzer Verlag GmbH, München
Alle Rechte vorbehalten, Nachdruck, auch auszugsweise, sowie Verbreitung durch Film, Funk und Fernsehen, durch fotomechanische Wiedergabe, Tonträger und Datenverarbeitungssysteme jeder Art nur mit schriftlicher Genehmigung des Verlages.

Redaktionsleitung: Doris Birk
Redaktion und Gestaltung: Felicitas Holdau
Umschlaglayout: independent
Innenlayout: Heinz Kraxenberger
Herstellung: Susanne Mühldorfer
Lithos: W & Co., München
Druck/Bindung: Alcione, Trento

ISBN 3-7742-4806-0

Auflage	5.	4.	3.	2.
Jahr	04	03	02	01